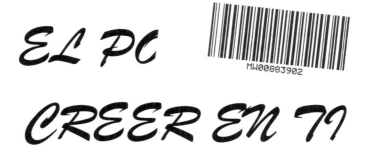

EL PC

CREER EN TI

¡Desata las barreras mentales desde hoy!

21 días para derrotar tus Inseguridades, aumentar tu confianza, identificar tus cualidades y catapultar tu vida hacia el éxito.

Por:

Fabian Garcia

Dedica

Dedico este libro a ti, que has sido elegido por las fuerzas del universo para leer estas palabras. Estás destinado a grandes cosas, y este libro te ayudará a descubrir tu verdadero potencial. Te prometo que éste no será uno de esos libros aburridos y melancólicos sobre la confianza en uno mismo. No te diré que eres una persona maravillosa, que eres especial, que puedes hacer todo lo que te propongas. No, este libro es diferente. Te diré la verdad, aunque a veces te resulte incómoda. Te diré que sí, habrán momentos difíciles. Habrá momentos en los que quieras rendirte. Pero también te diré que eres más fuerte de lo que crees. ¿Estás dispuesto a descubrir de lo que eres capaz? ¡Ponte manos a la obra!

Si quieres dejar tu opinión y obtener un bonus, abre este QR Code o entra directamente en este enlace:

WWW.FABIANGARCIAINFO.COM

Sígueme en Instagram/tik tok

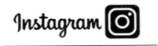

Fabian Garcia (@fabiangarcia)

<u>ÍNDICE</u>

¿QUÉ ESPERAR DE ESTA LECTURA?

¿**S**abes que hay un poder enorme en tu interior? El poder de lograr lo que te propongas, de destacar en lo que quieras, de superar cualquier problema...

Probablemente si te has interesado en la lectura de este escrito, seas ajeno o ajena a la existencia de ese poder del que hablo, el poder de creer en ti, pero, como psicólogo terapista enfocado en ayudar a las personas a mejorar su calidad de vida, puedo afirmar por experiencia, que, la autoestima y la autoconfianza transforman. Y, precisamente el poder de creer en ti mismo radica en tu nivel de autoestima y en cuánto confíes en ti mismo. Tú en este momento, estás mirando tu vida y concibiéndote como persona, como si usaras lentes empañados.

No puedes ver la realidad porque la baja autoestima y la falta de confianza nublan tu visión, pero, el que no seas capaz de ver cuán capaz y competente eres, cuán maravilloso/a eres... No quiere decir que seas incapaz o incompetente ni mucho menos, algo menos que maravilloso/a. Estás convencido/a de que no eres especial, maravilloso/a, capaz...

Pero, puedes convencerte de lo contrario, descubrir tu potencial, cuánto eres capaz de lograr, cuánto mereces todo lo que quieres para tu vida, éxito, amor... cómo si puedes con todo problema que se te presente, con cada obstáculo, cómo puedes hacerte camino hacia tus sueños o hacia tu mejor versión... Cómo puedes vivir la felicidad...

Una autoestima sana y autoconfianza son para todo lo anterior: CLAVE. Basta una buena dosis de autoestima y autoconfianza para que alguien que nunca se había atrevido jamás a luchar por sus sueños, decida encaminarse a ellos, lo que aumenta en 1000% las probabilidades de que lo logre porque, desde la falta de acción no se logra nada, pero intentándolo la posibilidad está allí.

Basta una buena dosis de autoestima y autoconfianza para que alguien tímido, deje de temer lo que otros piensen de su persona y comience a mostrarse tal cuál es, lo cual trae consigo un cambio grandísimo, basta una buena dosis de autoestima y autoconfianza para que alguien pésimo socializando, venza su temor al rechazo y comience a abrirse camino para hacer amigos...

Es mucho, muchísimo lo que se puede lograr con una buena dosis de autoestima y autoconfianza.

Cuando sanas tu autoestima dejas de concebirte con anteojos empañados y te haces consciente de tú realidad, de tu verdadero potencial, de aquello de lo que eres capaz, que es de prácticamente cualquier cosa que te propongas... Dejas atrás toda negatividad, aprendes que te mereces todo lo bueno del mundo y a partir de allí, nadie puede detenerte en tu búsqueda de alcanzarlo o conquistarlo. Te conviertes en un conquistador o conquistadora, en el conquistador o conquistadora de tu propio bienestar.

Viviendo con un nivel de autoestima pobre y falta de confianza siempre te estarás limitando, siempre habrá de qué arrepentirse porque, la gente suele arrepentirse más de lo que no hace que de lo que hace, y, se hace poco cuando hay falta de autoestima y autoconfianza porque, sencillamente bajo la creencia de que no somos capaces, nos excusamos para no actuar. Y, no actuar es perder antes de comenzar...

No vas a conquistar tus metas si no vas a por ellas ¿Verdad?, no te vas a convertir en un mejor orador si no te atreves a ponerte de pie en un escenario y, hablar a un público... Siempre habrá personas que sobrepasen esos límites que, por falta de confianza no te atrevas a hacer valer...

¿Cómo te van a valorar si no te valoras?

A menos que quieras conformarte en esta vida, y, vivirla en la negatividad necesitas: AUTOESTIMA Y AUTOCONFIANZA. Ser capaz de creer en ti sin importar las circunstancias o, el tamaño del obstáculo que tengas delante, sin importar lo que otros piensen de ti.

El ser humano suele darle tantísima importancia a la opinión ajena siendo que, en lo importante, es la opinión propia la que vale.

Creo que, conoces que la falta de autoestima y autoconfianza te limitan y lastiman y que, eres consciente de que adquirir autoestima y autoconfianza te pueden liberar.

Hay un camino a recorrer para sanar la autoestima y que puedas desarrollar autoconfianza, ambos valores de forma inquebrantable. Uno que me he propuesto mostrarte a ti y a todo el que necesite descubrir su poder interior, uno que la experiencia y hasta la ciencia me ha ayudado a descubrir y que quiero revelar en este escrito que he redactado con verdadera disposición de ayudar y hacer el mundo de mis lectores/as, mejor, colmado de bienestar...

¿Es lo que buscas de esta escritura cierto?

En lo que a ese camino respecta, en lo que a desarrollar confianza y autoestima respecta, esta lectura será un viaje, uno que te llevará a derrotar tus miedos, aumentar tu confianza, identificar y potenciar tus cualidades, creando una autoestima inquebrantable para que puedas vivir una vida exitosa y feliz ¿Qué más podrías pedir?

Antes de comenzar con este viaje de conocimiento y aprendizaje necesito hacerte una advertencia, no obstante: Puedes esperar de esta lectura información veraz y, herramientas prácticas para desarrollar tu autoestima y ganar autoconfianza, información y herramientas que te ayuden a descubrir tu potencial, potenciar cualidades, vencer miedos, alcanzar todos tus propósitos... No obstante, estas letras no son fórmulas mágicas ni hechizos... Con solo leer este escrito, no desarrollarás autoestima y autoconfianza inquebrantables...

¿Qué necesitarás entonces?

Poner en práctica lo que aquí aprendas, porque, si solo te quedas con el conocimiento en tu mente, se desperdiciará... NECESITARÁS COMPROMISO... Y esto también tiene una razón de ser: Eres dueño de tu mente por lo que yo, y, cualquier profesional al que pudieses acudir, solo podemos guiarte, más, al final, eres tú el que puede decidir si cambiar o no.

Yo voy a guiarte, voy a brindarte las herramientas que te ayudarán, pero, no puedo emplearlas por ti. Al final solo tú mismo o tú misma podrás acceder a tu poder interior, al final solo tú mismo o tú misma podrás desarrollar la autoestima y autoconfianza que necesitas.

En ese sentido TU COMPROMISO SERÁ VITAL PARA QUE ESTE LIBRO EN VERDAD PUEDA AYUDARTE. Y lo será porque reitero, ni mis palabras, ni la acción de nadie te van a ayudar, debes hacerlo por tu cuenta, debes comprometerte y ser determinado con este proceso transformador porque nadie va a poder dominar tu mente, más que tú.

Comprométete a seguir los consejos y ejercicios que te presentaré en este libro, comprométete a ser constante con los 21 días de ejercicios que te presentaré, comprométete contigo mismo/a, con tu transformación... Si eres constante, lograrás lo que has venido a buscar a través de estas líneas. Solo así.

¿Y si antes de comenzar la lectura pronuncias estas palabras que sellen ese compromiso contigo mismo hacia una vida de bienestar, llena de autoestima y autoconfianza inquebrantables?

Sé que eres consciente de lo mucho que sanar tu autoestima y adquirir autoconfianza sumará a tu vida así que, con sincero compromiso de transformar tu vida para siempre pronuncia las siguientes palabras:

"Me comprometo a poner en práctica toda información y conocimientos que adquiera en este escrito porque merezco convertirme en una persona segura, con una autoestima sana, que se ame, respete sus necesidades y pueda lograr lo que se proponga en la vida... Porque merezco una vida de bienestar"...

Precisado esto y sin más preámbulos, comenzaré con el contenido a continuación. Iniciemos este viaje, será un honor acompañarte:

INTRODUCCIÓN

A modo de introducción quiero develar qué me impulsó a escribir este libro. Y, lo cierto es que han sido las horas, días, meses, años de terapia en las que, como profesional, pero, también como persona he conocido a tantos pacientes...

Personas maravillosas que no son capaces de verse como son y que se sienten menos, cuando son tanto... Personas con una gran capacidad que no pueden dejar de sufrir porque no pueden dejar de subestimarse, de infravalorarse, de ver virtudes en los demás, anhelándolas para sí mismas mientras ignoran sus virtudes propias...

Diamantes que se creen meras rocas...

Orugas que no tienen ni un poquito de fe en que algún día podrían ser mariposas, si tan solo, dejaran de odiarse o de envidiar lo bueno del otro para hacerse conscientes de su propia persona y de lo bueno de sí mismas, de todo lo que tienen para ofrecer... Podrían darse cuenta, pero no es fácil. Y por supuesto que no he conocido esto solo en terapia... Los afortunados son los que buscan ayuda, pero ¿Los que no? Y son demasiados, puedo asegurarlo...

Esto terminó por causarme cierta frustración porque, algo está pasando que cada vez hay menos autoestima, menos salud mental... El aumento de la depresión y las tasas de suicidios en el mundo son de esto, una señal (Basta una revisión de cifras de la Organización Mundial de la salud para notar que se trata de un aumento acelerado)... Y hay tanto bienestar en una sana autoestima y autoconfianza que, quise contribuir con este escrito a aliviar la vida de alguien, que espero, sea la vida de muchos.

Aunque significara menos trabajo para nosotros los psicólogos, yo de corazón desearía que se le diera a la salud mental más relevancia en las escuelas, en los centros de aprendizaje... En el mundo...

Demasiadas personas van por el mundo creyéndose asteroides cuando son en realidad brillantes estrellas, demasiadas personas se conforman con una vida que no quieren para sí mismas, por falta de autoestima y de confianza, por creer que la vida que sí desean, es inalcanzable para ellas ¿Qué nos trae eso cómo sociedad? Más y más personas hastiadas y frustradas, menos felicidad... Porque, es un error pensar que la falta de autoestima y de confianza solo perjudica a la persona que tiene esos problemas, no. Se ve reflejado en cómo estás personas aportan a la sociedad y por eso, afecta a la sociedad.

Demasiado énfasis se hace a ciertos estereotipos de personas exitosas y "perfectas", entonces los que no encajan en esos estereotipos se suelen convencer que no pueden alcanzar el éxito porque no tienen las características de X persona, porque no nacieron con las características adecuadas, porque no son perfectas... No son tan bonitas, ni tan carismáticas, ni tan inteligentes, ni tan nada... Esta era moderna es la era de los falsos estereotipos. Basta con que entres a una red social y serás bombardeado con muchísimos, imágenes de personas con cuerpo perfecto, que parecen llevar una vida perfecta, y, los que tienen baja autoestima y nada de confianza, consumen este contenido y se dejan engañar, porque no son capaces sencillamente de apreciar su valor, menos de darse cuenta de que en internet la mayoría de las fotos son retocadas, la vida de ensueño de ese que comparte mil cosas por internet podría ser falsa... Y aunque no lo sea, lo que hay que dejar es de compararse y de sufrir para hacer algo, para avanzar...

Te voy a revelar una de las claves para que logres despertar el poder de creer en ti, desde ya mismo, el inicio: DEJAR DE CREER QUE HAY PERSONAS PERFECTAS. La perfección y el ser humano no son compatibles... Puedes convertirte en la mejor versión de ti mismo, pero nunca en alguien perfecto porque eso no existe. Ni la persona que más admiras y crees perfecta, es realmente perfecta, sucederá solo que la has idealizado, que las redes sociales te han confundido, pero, no, no existe y espero que no esperes convertirte en alguien perfecto al finalizar este libro, porque lo siento, no lo serás, no es eso lo que pretendo, pero, sí que serás consciente de lo increíble que eres, te amarás y podrás luchar por cualquier meta hasta alcanzarla ¿No es suficiente? Es eso lo que te debe bastar porque repito: NO EXISTE LA GENTE PERFECTA.

Si te interesaste en la lectura de este escrito sin lugar a dudas te interesa mejorar tu autoestima y desarrollar confianza. Conoces que tienes un problema y deseas afrontarlo y te felicito porque estás dando un paso hacia tu bienestar. No muchos se atreven a dar el paso de buscar ayuda, de buscar solución y solo se resignan. No tú que aquí estás y que a través de esta lectura estás iniciando tu proceso de cambio y eso es de enaltecer y felicitar.

Quiero aclarar que cuando hablo de transformación o cambio no hablo de que te convertirás en alguien completamente nuevo desde la perspectiva de que dejarás de ser tú, cambiarás, te transformarás, pero, seguirás teniendo tu misma esencia, solo que aprenderás a apreciarla, a apreciarte con tus virtudes y defectos porque de ese se trata, no de ser perfecto, de saberse imperfecto y aun así ser consciente de que puedes brillar y lograr lo que sea, de conocer tu verdadero potencial de forma realista y aún, conociendo que no tienes todas las habilidades y virtudes del mundo, saberte capaz de lo que sea usando ese potencial que tienes, recurriendo a tus propias fortalezas que en este escrito también te enseñaré a potenciar.

Todo lo que deseas ser, está a tu alcance, lo que deseas lograr está a tu alcance si despiertas tu poder interior y, a partir de las líneas siguientes comenzaremos a despertarlo:

AUTOESTIMA Y AUTOCONFIANZA, LOS PILARES DEL BIENESTAR

Allí estaba yo, escuchando atentamente a esa paciente muy joven a quien atendí en consulta por videollamada, la observaba en silencio llorar a mares mientras repetía que la vida había sido injusta con ella por no haberle dado belleza, por haber nacido con una mancha oscura que cubría gran parte de su mejilla izquierda... No dije nada al respecto, pero lo que me pareció injusto a mí fue el hecho de que llorara tanto y sufriera siendo una joven realmente bonita que, no tenía que estar sufriendo por un mero complejo.

La joven, a quien llamaré Eleonora, pero, haciendo la salvedad de que por ética profesional no revelaré en este escrito ningún nombre real de ningún paciente, era un talento a pulir, poseía una voz dotada y, había soñado con alcanzar la fama a través de la plataforma Youtube, como, lo han logrado tanto otros. Con eso en mente abrió su canal Youtube, grabó un par de videos de ella cantando y lo compartió con el público... Siendo que de entre las primeras vistas obtuvo dos comentarios negativos sobre su apariencia, eliminó todo contenido y se lamentó tanto por su mancha de nacimiento que acabó por deprimirse. Había perdido todo rastro de autoestima y autoconfianza...

La historia tuvo un final feliz ya que, al ser Eleonora una adolescente, hija de padres abnegados y preocupados, buscaron para ella ayuda profesional. Lo cual, tras un constante recorrido culminó con una Eleonora con autoestima sana, con una Eleonora segura de sí misma, con una Eleonora que conoce hoy por hoy su valor y su belleza única, que no se deja opacar por opiniones insanas y comentarios malintencionados.

Eleonora siguió el camino de la música, y, aunque no es Youtuber profesional, como se había propuesto en su adolescencia, forma parte de un grupo musical de éxito y brilla como siempre estuvo destinada a brillar.

La mancha sigue ahí porque nació con ella, porque es parte de su cuerpo y de su identidad, pero, no hay lamentaciones, ni dolor. Ya no hay gente malintencionada que pueda llevarla a la depresión por un comentario sencillamente porque ella se valora lo suficiente como para no dejarse afectar.

Esta es una anécdota que refleja muy bien cómo la autoestima y la autoconfianza pueden traer consigo máximo bienestar ¿Verdad? Es una historia inspiradora que refleja un antes y un después de adquirir autoestima y autoconfianza...

También está Manuel (Nombre ficticio), aquel paciente que, tras ser humillado en público cuando intentó declarar su amor a la mujer que le gustaba, quedó teniendo una nula autoestima y autoconfianza, al punto de que, a sus casi 40 años, jamás había tenido una pareja. Y, no lo había hecho porque no se daba la oportunidad, huía de cualquier posible relación que pudiese darse, temiendo ser humillado de nuevo. A todas luces era un buen partido, acomplejado por su físico, quizás, pero, hacía ejercicio y tenía por ende un buen físico, un buen trabajo, casa propia... Pero, no se permitía conocer a nadie, el miedo era demasiado.

Mientras acudía a terapia empezó a aprender a quererse y a confiar un poco más en sí mismo. Aún tiene que superar ciertos miedos, pero, se atrevió a declarársele a una compañera de trabajo por quien desarrolló sentimientos y, hoy por hoy están saliendo. No sé si esa relación vaya a perdurar en el tiempo, pero, de lo que sí estoy seguro es de que Manuel ahora tiene más autoestima y confianza, y de que, de aquí en adelante, podrá seguir dándose oportunidades y de ser necesario, abrirse a otras relaciones... Ahora se sabe digno, merecedor...

Hablaré ahora de una figura pública porque las personas tienden a creer con demasiada frecuencia que a quienes admiran jamás han tenido problemas de autoestima y no son más que perfectos (Ya he mencionado antes que la perfección es cualquier cosa, menos inherente al ser humano).

¿Conoces a Emma Watson? La aclamada actriz que se catapultó a la fama por su personaje protagónico de la adaptación en películas de los libros de "Harry Potter", quien, ha seguido su brillante carrera demostrándole al mundo una y otra vez que nació para actuar...

Pues bien, Emma es indudablemente hermosa, talentosa, inteligente... Lo que ha demostrado una y otra vez, sin embargo, ella misma en cierta entrevista reveló que llegó a tener problemas de autoestima, sintiéndose en ese sentido incómoda con su cuerpo y personalidad. Tal fue su inseguridad que se negó la oportunidad de trabajar en algunos papeles que le ofrecieron, así como en campañas publicitarias. Sencillamente se limitaba porque no creía que fuese agradar al público. Sentía rechazo por las fotografías, no quería ser fotografiada porque no se sentía nada atractiva...

«Yo, a los 21 años, estaba plagada de inseguridad y autocrítica. Me di cuenta de que no me gustaba que mis amigos me tomaran fotos cuando no estaba trabajando y de hecho discutí con ellos por este tema. Ni siquiera podía reconciliarme con mi propia imagen», Fue lo que ella reveló mientras era entrevistada.

Por fortuna, se dio cuenta de su valía y, ha dejado atrás estos complejos que en su momento solo le hicieron daño y, perder valiosas oportunidades. Ya ha actuado, tenido protagónicos y el público la ama en cada película, en cada campaña... Me parece difícil que alguien pueda decir que ella no es atractiva, pero más importante que eso, ella ahora se siente así.

Creo que todas han sido anécdotas que revelan el antes y el después de la autoestima y la autoconfianza. El cambio es grandísimo y notable cuando se desarrolla autoestima y autoconfianza, y eso que el cambio se da solo en el interior, la persona aprende a creer en sí misma, aprende a valorarse, a darse valor, a amarse, y eso, cambia sus circunstancias, su mundo exterior...

Bajo la sombra de la baja autoestima o la falta de confianza, Eleonor, no hubiese vuelto a cantar, bajo la sombra de la autoestima o la falta de confianza, Manuel seguiría sin darse la oportunidad de tener una pareja y Emma Watsom habría seguido perdiendo oportunidades laborales... En cambio, desarrollar autoestima y autoconfianza los condujo a mejorías sin igual, a dejar atrás toda limitante y negatividad...

¿Cuánto te está afectando a ti tu falta de autoestima y autoconfianza? Creo que debes ser consciente de ello, pero, mientras más te esté afectando, mejor será la transformación, ya lo verás. No te preocupes, hay una salida...

A todas estas ¿Qué es la autoestima y la autoconfianza?... No podrás desarrollar ninguna si no entiendes de qué se trata a plenitud.

Empezaré por explicar la autoestima; misma que puede entenderse como la percepción que una persona tiene de sí misma, su valoración, su opinión hacia su propia persona, que puede ser positiva o negativa, por lo cual, se habla de autoestima baja o autoestima sana o alta.

Visto como un autoconcepto, es entendible que cuando es negativo (Autoestima baja) la persona no se ama o valora, la persona no se siente merecedora o suficiente, lo cual le trae problemas de confianza y gran variedad de negatividad, es desde la baja autoestima que las personas desarrollan problemas como el apego o la dependencia emocional que les trae dificultades para alejarse de relaciones tóxicas (No entienden que se merecen algo mejor, porque, no se conciben merecedoras de algo mejor), es desde la baja autoestima, o, una pobre concepción de sí misma que una persona desarrolla dificultad para fijar límites en los demás y vive para otros en lugar de para sí misma porque teme al rechazo, y lo teme porque se rechaza a sí misma...

Es desde una baja autoestima que una persona no puede dejar de compararse con los otros, aunque duela y merme cada vez más su nivel de autoestima, es desde una baja autoestima que una persona recurre a la autocrítica inclemente, y no puede concebir un error como una oportunidad de aprendizaje sino que lo ve como algo garrafal, se castiga con la crítica, se lastima, se hace daño...Y realmente podría extenderme en este punto, pero, lo importante es que quede claro que nada bueno viene de una autoestima baja. Y esto no quiere decir que una persona con autoestima baja se sienta constantemente mal, pero, su estado de ánimo va a depender de algo externo siempre.

En ese sentido una persona con baja autoestima puede sentirse bien, rodeada de personas a quienes considere inferiores, o, con carencias que ella no posee, pero, ese "bienestar" desparecerá rápidamente entre personas respecto a las que se sienta inferior... También puede suceder que una persona con baja autoestima se sienta confiada con alguna habilidad, y, bastaría recibir una crítica negativa para que toda esa confianza se derrumbe.

La autoconfianza de una persona con baja autoestima jamás es sólida.

Cuando el autoconcepto es positivo se habla de autoestima sana, y, eso implica que la persona se ama a sí misma, se respeta, se valora, se siente merecedora de todo lo bueno del mundo y de todo cuanto desee para sí misma...

En ese sentido, una persona con un buen autoconcepto o, con una sana autoestima no se permite permanecer cerca de personas tóxicas porque se sabe merecedora de un trato mejor, sabe fijar límites a los demás, porque, entiende que no puede ser feliz delegando su bienestar a las acciones de otros o, por el bien de otros, se trata de personas que creen en sí mismas. Y todo esto, sabiéndose imperfectas, porque, si hablamos de alguien que se ama por sobre todo, creyéndose perfecta ya eso no sería autoestima, sería narcisismo, pero, amarse, respetarse, valorarse, creer en sí mismo, sabiéndose merecedor, a pesar de los defectos, o, de cualquier error cometido, eso es autoestima SANA. El nivel de autoestima que necesitas desarrollar para que tu bienestar, para que tu estado de ánimo, tu felicidad, no dependan de lo externo jamás.

Cuando el autoestima es sana se pueden recibir las críticas malintencionadas que sean, eso no afectará porque lo importante siempre será la opinión propia, si tú te amas y valoras las acciones de nadie, te harán amarte y valorarte menos... Es por eso que te conviertes en alguien inquebrantable.

Precisado esto explicaré los componentes de la autoestima, porque, entenderlos implica entender también cómo se puede desarrollar una sana autoestima, en qué se basa una sana autoestima. En tal sentido los componentes de la autoestima son los siguientes:

Autoconcepto:

Tu nivel de autoestima está influenciado por el concepto que tienes de ti mismo/a, tu autoconcepto, que, no es otra cosa que aquello que piensas sobre ti, lo que determina cuánto te aceptas a ti mismo. Es por esto que el autoconcepto es uno de los primeros componentes de la autoestima. Según pienses u opines sobre ti, tu autoestima será baja, o alta porque, según pienses sobre ti, te aceptarás, o no.

¿Qué piensas sobre ti?

¿Te consideras agradable? ¿Te consideras bien parecido/a?, ¿Te consideras inteligente? Estas características hablan de una buena autoestima.

Si se trata de lo contrario y tu autoconcepto es negativo: "Te consideras poco agradable, poco atractivo/o, poco inteligente, etc". Tu nivel de autoestima será bajo porque, es difícil que te valores y ames teniendo un pobre autoconcepto de tu propia persona, opinando mal de tu propia persona...

Debes saber que tu autoconcepto favorecerá tu autoestima solo si conoces la realidad de ti mismo/a y, te aceptas a pesar de tus virtudes y defectos, a pesar de tus cualidades o defectos... Por ende, deberías seguir un camino de autoconocimiento, descubrir tus verdaderas virtudes, fortalezas, limitaciones, defectos, y, entender de esa forma quien eres realmente, y así mismo aprender a aceptarte y a amarte con todo.

Autoimagen:

Este componente es muy parecido al autoconcepto, pero, tiene que ver con la imagen mental que tienes de ti mismo/a y, con cuánto te gustas a raíz de la misma, con la opinión de ti, según tu imagen, según cuando te miras en el espejo o sencillamente piensas en tu persona, qué tan agradable te sientes, que tan agradable crees que es tu imagen, tu físico...

Se diferencia del autoconcepto porque no trata de una opinión general de ti, sino que se basa en lo externo específicamente, tu físico, tu cuerpo...

Tu autoimagen abarca cómo crees que eres desde el contexto físico: Las características de tu cabello, las características de tu piel, tu contextura, tu altura...

Puede suceder que tengas un cabello hermosamente rizado, pero lo odies porque desearías tener tu cabello liso, no tiene nada que ver con la realidad de tu cabello, sino con tu percepción, con tu autoimagen, tú estás convencido/a de que tu cabello no es bonito porque es rizado y no liso... Lo mismo con tu color de piel y cualquier característica que te defina.

¿Qué autoimagen tienes de ti mismo/a? Descúbrelo describiéndote.

¿Te sientes guapo/a, agradable y bien contigo misma/a? Tu autoimagen es buena y eso influye de forma positiva en tu personalidad; todo lo contrario, si tu autoimagen es negativa. Lo bueno es que como tu autoimagen no es más que algo que crees, puedes cambiar tu forma de percibirte y mejorar tu autoimagen para mejorar tu autoestima...

Autoreforzamiento:

¿Cuándo alguien te halaga, eres de los que aceptan los halagos o de los que los hacen inferiores? ¿Cuándo logras alguna meta o haces bien algo te felicitas? ¿Te das gustos de vez en cuando solo porque sí, porque te los mereces?

A la acción de halagarse, aceptar halagos, auto felicitarse y darse gustos se le llama auto reforzamiento porque todas esas son actitudes que influyen de forma positiva en el autoestima, por eso el auto reforzamiento es uno de los componentes del autoestima.

Cuando tú aceptas un halago te estás sintiendo merecedor de él, cuándo te auto felicitas te estás valorando, cuándo te das gustos estás cuidando de ti y demostrándote amor, así alimentas tu autoestima, contribuyes a que tu autoestima esté sana, pero, si niegas los elogios, no valoras tus logros y solo estás al pendiente de lo que haces mal o de lo que no logras, comparándote todo el tiempo con los demás, autocastigándote con la autocrítica, cuando no te das gustos, no te mimas, no te cuidas... Debilitas tu autoestima, te amas y valoras cada vez menos...

Autoeficacia:

El último componente del autoestima es este que tiene que ver con cuánto crees en ti mismo ¿Te crees capaz? ¿Crees tener las habilidades o competencias suficientes para afrontar los retos de tu vida?

He de decir que creer en uno mismo brinda una gran motivación para lograr lo que uno se propone y aumenta las probabilidades de lograr lo que uno se propone, todo lo contrario, no creerse capaz, porque, cuando uno no se cree capaz actúa cegado por el miedo...

Por otro lado, si te crees capaz, puede decirse que tu autoestima es sana y todo lo contrario si te juzgas de incompetente o incapaz...

Ahora que conoces los componentes del autoestima, explicaré sus pilares, trabajando en ellos, podrás mejorar tu autoestima.

Según el autor Branden, existen 6 pilares de la autoestima:

Vivir conscientemente:

Este es un pilar del autoestima que permite a la persona que lo pone en práctica conocerse mejor, entenderse, hacerse consciente de lo que piensa, de lo que siente, de lo que busca, de quien es y a donde va...

Tiene que ver con hacerse uno consciente de la realidad de uno mismo, que no es lo que está en nuestra mente, ni lo que sucedió en el pasado, ni lo que nos espera en el futuro... Ni tampoco lo que nos negamos (Sabrás que muchas veces tratamos de escapar de la realidad haciéndonos ciegos a ella)

Se dice que vivir en el presente es vivir al máximo y es cierto que es necesario, porque, si vivimos concentrados en el pasado, o, en el futuro, en lo que ya pasó y, en lo que puede pasar, ignoramos nuestro presente y prácticamente, no vivimos. A veces ni cuenta nos damos de lo que sentimos porque, solo estamos centrados o en el pasado o en el futuro. Y eso merma la autoestima porque, te hace cada vez más ajeno a cómo te sientes y a tu verdadera realidad...

Vivir conscientemente implicará vivir tu presente, no sumergido en el pasado, en tus fracasos, en el error que cometiste, algo que ya pasó y es ajeno a ti, ni tan enfrascado en tu futuro porque al futuro deseado solo se llega trabajando desde el presente. Y, significa también que te entiendas en tu presente entonces.

Es importante entenderte en el ahora porque, si conoces cómo te sientes, algo con lo que no te sientas cómodo/a, podrás trabajar en mejorarlo. Imposible hacer esto mismo si no eres consciente de que estas sintiendo.

Las personas podemos cambiar con el tiempo, por lo que no eres necesariamente hoy tu yo del pasado, y, el yo de tu fututo aún no existe, además. Por ende, si no te propones conocerte en tu presente, tal vez no eres consciente de ti mismo en el ahora, y, si no te conoces en realidad, con tus virtudes y debilidades, no podrás aceptarte porque la aceptación y el amor propio vienen de uno conocerse a profundidad y aceptarse como se es.

A lo que le debes dar importancia es a quién eres y qué sientes hoy, y a lo que puedes hacer ahora para lograr aquello que quieres lograr, para lograr convertirte en quien quieres ser... Se puede dar un vistazo al pasado, pero no para recrearse en él con culpa y perder el tiempo, sino para aprender de él, y en el futuro para ser conscientes de lo que queremos lograr, y para fijarnos propósitos desde el presente para alcanzar ese futuro, pero no olvidándonos del presente.

Vivir conscientemente implicará que seamos conscientes de nuestras fortalezas y debilidades, de que podemos cometer errores, también, pero, el ideal para una autoestima sana es aprender a ver los errores como oportunidades de aprendizaje y, corregirlos, aprender a ver las debilidades como algo normal, proponerse fortalecerlas y vencerlas pero siempre desde la consciencia de que ningún humano es perfecto. Aceptar los errores, aceptar las debilidades sin que signifique conformarse, siempre deseando aprender y mejorar, pero no anhelando una perfección que nos será ajena la vida entera porque nunca la podremos alcanzar.

¿Cómo puedes poner en práctica este pilar?

Concéntrate cada vez más en tu presente y menos en tu pasado y en tu ansiedad por el futuro. Detente incluso de leer en este momento, cierra los ojos y piensa en cómo te sientes en este momento.

Durante el día deberías hacer pausas así para hacerte consciente de cómo te sientes recurrentemente y, de tus pensamientos recurrentes.

Toda la información que recolectes con esa práctica te hará ser cada vez más consciente de ti, y, toda esa información que reúnas de ti mismo te puede ayudar a desarrollar tu autoestima, a valorarte a ti, por como eres. Puede que descubras con esta práctica características de ti que desconocías y, el autoconocimiento nunca se desperdicia.

Otra forma de poner en práctica este pilar es, empezando desde ya, a encaminarte al futuro que desees, pero, con acciones concretas que te encaminen a ello desde tu presente. Te hará sentir orgullo y te ayudará a aumentar tu autoestima, encaminarte a lo que desees.

Aceptación:

Si pones en práctica el pilar anterior, te harás cada vez más consciente de ti mismo/a: Debilidades, fortalezas, virtudes, defectos, limitaciones y habilidades... Si te haces cada vez más consciente de lo que sientes, cómo piensas, cómo actúas en tu presente, etc, así será. En esto cobra vital importancia el siguiente pilar de la autoestima: La aceptación, aprender a aceptarte tal cuál eres con todo e imperfecciones, con todo lo que no te guste de ti en todo aspecto, el físico, tu forma de ser, etc.

Si no aprendes a aceptarte, no te amarás, nunca gozarás de una sana autoestima...

Hay aspectos de ti que no te gusten que podrás mejorar, sobre todo los que se relacionen con tu conducta y hasta aspectos físicos, aunque puedas cambiar lo que no te guste, nunca es buena idea hacerlo desde una mala autoestima.

En todo momento, bajo cualquier circunstancia, puedas cambiar lo que no te guste de ti o no, necesitas aceptarte porque solo así podrás amarte, porque solo así será sano que desees cambiar, además.

¿Sabías que la bella Beyoncé reveló en cierta ocasión que le desagradaban sus pies? Si conoces a esta gran artista seguramente puedes afirmar que es una mujer segura de sí y con autoestima... Claro que no puedo decirlo con propiedad porque no la conozco personalmente, pero, es algo que se nota en su actuar así que sí, apuesto porque es una mujer segura de si y con gran autoestima, a pesar de que hay características de ella que no le gustan... De eso se trata.

Si esperas a ser perfecto/a, nunca tendrás una autoestima sana porque perfecto, no serás jamás (Y lo reiteraré las veces que hagan faltan para que te convenzas). La autoestima se trata sencillamente de que te valores, estimes, ames y sientas merecedor a pesar de cualquier debilidad, defecto, limitación...

ACÉPTATE.

¿Cómo poner en práctica este pilar?

- ☐ Hazte consciente de tus logros. Cuando hay baja autoestima es fácil centrarse solo en lo malo. Que no te suceda, piensa en cada cosa que has logrado y ten presentes esos logros.

- ☐ Deja de juzgarte por cualquier debilidad o por un error que cometas. No centres tu atención en ello, no te autocastigues con críticas, pasa la página, sigue adelante y mejora. Usa ese error que cometas como lección para ayudarte a mejorar, pero, nada de cuestionarte duramente... Trabaja en fortalecer esa debilidad si lo quieres, pero, NO TE REPROCHES.

- ☐ Deja de compararte con los demás, eres una persona única, tienes tus propias virtudes y debilidades. No necesitas competir con nadie, acepta cuán perfecto/a eres como eres; acepta que no necesitas ser nadie más... Ni necesitando mejorar en cualquier aspecto necesitas ser alguien más que quien eres.

Si te vas a comparar con alguien que sea con una versión tuya del pasado con la intención de mejorar, pero, nunca con los demás.

- ☐ Consiéntete: Cada vez que te cuides y consientas estarás convenciéndote de que eres merecedor y eso aumentará tu nivel de aceptación.

Asumir la responsabilidad:

Otro de los pilares del autoestima es asumir la responsabilidad ¿La responsabilidad de qué? De nuestra vida, de cómo nos sentimos, de cómo pensamos, de cómo nos relacionamos con los demás, de las decisiones que tomamos, de la forma en la que actuamos, de lo que hacemos posible y de lo que no, de nuestras circunstancias, de nuestra felicidad...

Cuando vamos por la vida sin asumir nuestra responsabilidad no nos damos más opción que ser víctimas, porque, sin asumir la responsabilidad, asumimos que no tenemos el control de nada de lo que nos sucede, de cómo nos sentimos, de cómo nos relacionamos, etc, y entonces empezamos a buscar culpables: ¿Qué culpable? X persona que me lastimó, mis padres que no me dieron la oportunidad de hacer X cosa, el karma, la mala suerte, cualquier elemento externo...

Vivir como una víctima es vivir en la negatividad. No asumir ningún tipo de responsabilidad es conformarse con lo que suceda... Así es imposible desarrollar una sana autoestima.

Hace falta tener cierto control para poder sentirnos capaces de vivir y de ser merecedores de nuestra felicidad, para que no nos resignemos a conformarnos y, procuremos nuestro verdadero bienestar.

Por supuesto que no tendremos control de todo, la vida es impredecible y muchas veces injusta, nos ocurrirán todo tipo de situaciones imprevistas, muchas de las cuales serán negativas, pero, tendremos control de lo importante si lo asumimos, si asumimos nuestra responsabilidad, y este será el control de nuestro mundo interno, de nuestras emociones y por ende, de nuestro bienestar. Si controlamos nuestro mundo interno, si no dejamos que las emociones negativas nublen nuestra mente tomaremos mejores decisiones que nos traigan máximo bienestar.

Tienes control sobre si una situación te afecta o no, puedes decidir hasta qué punto te afecta una situación, si te destruye o no. Puedes decidir rendirte o seguir adelante. Por supuesto que solo puedes esperar nuevas oportunidades, y, cosas buenas si sigues adelante. Puedes decidir si perdonar, soltar y avanzar o si seguir cargando el odio por siempre, haciéndote daño. Puedes decidir si rendirte o, si tomar las riendas de tu vida de nuevo, volver a intentar eso en lo que fracasaste, hasta que lo logres...

En lo importante TÚ TIENES EL CONTROL SI TAN SOLO DECIDES ASUMIRLO.

Nadie va a conquistar tus sueños por ti, solo tú puedes hacerlo, nadie puede ayudarte a sentirte mejor si tú no te propones vencer esa emoción negativa que te está afectando, solo tú, nadie va a encaminarte al futuro que deseas si tú no lo haces...

Jamás serás feliz si depositas tu felicidad en alguien más que en ti, en algo externo... Jamás alcanzarás ese sueño si crees que es solo cuestión de suerte (La vida nos ha enseñado lo suficiente que las personas pueden labrarse su camino. Alguna historia inspiradora conocerás de una persona que nació en la carencia y luchó hasta alcanzar una gran fortuna y éxito, esa es la prueba) ...

¿Sabes de qué otra cosa eres responsable? DE TU NIVEL DE AUTOESTIMA...

Si hasta este momento vivías sin asumir tu responsabilidad... Entenderás en este punto porqué es importante que la asumas de una vez por todas. Todo papel de víctima que quede atrás...

Autoafirmación:

Este pilar se relaciona con la libertad de uno ser uno mismo, de ser auténtico, de no esconder quienes somos, lo que pensamos, nuestros valores, nuestras necesidades...

Nadie puede gozar de una sana autoestima si no se permite la libertad de ser quien es. Cada vez que una persona oculta una opinión, uno de sus valores, una necesidad... Por aparentar para agradar a otros, merma su autoestima, experimenta un poco menos de aceptación hacia sí misma, porque, lo que está comunicando es que lo que le gusta, lo que opina, lo que siente, lo que quiere, no es importante. Al menos es lo que le está diciendo a su cerebro con esa acción, es de lo que se sigue convenciendo...

Para desarrollar una sana autoestima entonces, necesario es permitirnos ser quienes somos, sin importar el qué dirán... No le agradaremos a todo el mundo como somos ¿Y qué? Nadie le agrada a todo el mundo. Más importante que eso es agradarte tú a ti mismo/a, sentirte bien contigo. Y no lo serás si siempre estás menospreciando quién eres, ocultando quién eres, o, prefiriendo el bienestar de los demás por sobre ti mismo/a, prefiriendo no contrariar a nadie por no entrar en un conflicto...

Cada quien tiene derecho a opinar lo que desee, a que le guste lo que desee. En ese sentido puede haber opiniones muy diferentes y está bien...

Puedo afirmar con total seguridad que si te sientes incómodo/a de mostrarte como eres ante las personas que te rodean, esas no son las personas correctas para ti, no lo serán si no te aceptan, pero, atreviéndote a mostrarte como eres podrás atraer a las personas correctas, a las que les agrades de verdad... Así que no vale la pena que sigas ocultándote más...

¿Cómo poner en práctica este pilar?

1. Repítete hasta convencerte que quien eres importa, que lo que piensas importa, que lo que sueñas importa. TÚ IMPORTAS. Por eso no te menosprecies ni ocultes más.

2. Vence el temor al qué dirán, atrévete a ser tú mismo/a sin que importe esto. La gente suele estar ocupada como para estar al pendiente en exceso de la vida de los demás, así que puede que no digan nada, pero si lo hacen ¿Qué importa? La gente que se mete en la vida de los demás y da una opinión, aunque nadie se la pregunte suele hablar así uno haga o no haga. No te prives de tu autenticidad porque ellos igual se darán el gusto de decir cualquier cosa, así son...

Integridad personal:

Todo iba bien en la vida de Marta, una joven modelo con, cada vez más seguidores en sus redes sociales, y, por ende, con cada vez más reconocimiento y éxito. Empezaron a llegarle propuestas de trabajo que aceptaba gustosa, que modelara para campañas de publicidad o, que recomendara productos o servicios... Ella, a cambio de dinero, hacía lo que le pedían y su fortuna creció. Fue hasta que aceptó por contrato, recomendar a sus seguidores que siguiesen cierto tipo de dieta, que, comenzó a venirse en picada su estado de ánimo. A la misma Marta aquella dieta no le parecía saludable de seguir. Y no es que tuviese especiales conocimientos en nutrición, ella había estudiado periodismo, nada que ver con nutrición o medicina, sucede que el sentido común le decía que aquello que, sus clientes llamaban y vendían como dieta milagro, podría ser preludio de algún trastorno alimentario o de un mal de salud.

La paga era buena, demasiado... Así que Marta siguió con su trabajo y recomendaciones, haciendo creer a sus seguidores que estaba siguiendo la dieta milagro, aunque esa no era la realidad, ella temía seguir esa dieta ¿El resultado?

Terminó padeciendo 2 ataques de ansiedad que la terminaron por convencer que requería ayuda psicológica y, terminó en consulta con mi persona.

¿Qué ocurría con Marta?

Le estaba dando la espalda al pilar de la integridad de la autoestima en su vida, estaba viviendo de forma incongruente con sus valores y, eso repercute de forma importante en el nivel de autoestima que uno tiene. Así ella lo vivió y es lo que ocurre en esos casos. Por eso la integridad es precisamente, un pilar de la autoestima.

¿Cómo aceptarte a ti mismo si no eres integro? No lo harás sencillamente, siempre habrá una parte de ti, decepcionada de ti, la única forma de combatir la negatividad producto de haber estado viviendo sin honestidad, es, con integridad, empezando a vivir en integridad.

Vivir con integridad, con honestidad, siendo congruente con tus valores, cumpliendo tus promesas... Te traerá satisfacción con tu propia persona, te hará concebirte como alguien digno y por eso, no debes ser, por ende, incongruente con tus valores ni deshonesto en la vida. Te terminas haciendo daño tú con esas actitudes.

Cuánto bienestar y autoestima te traerá cumplir tus promesas, dar lo mejor de ti en tu trabajo, siempre procurar enaltecer tus valores y no darles la espalda por ningún interés...

Practica la integridad siempre en aras de una autoestima sana que te acompañe siempre.

Vivir con un propósito:

Vivir con un propósito es otro de los pilares del autoestima, porque, no hay ser humano en bienestar, que viva sin un rumbo o propósito de vida. Sí que hay personas que viven sin propósito, pero, no es algo de lo que se sientan orgullosas y termina por afectar su autoestima y llenarles de negatividad en general porque, la vida les estará llevando al azar y se tendrán que conformar con lo que obtengan... Ya que, no hay forma de lograr algo por lo que uno no actúe, no hay forma de que logres lo que quieres si no te planteas lo que quieres y vas a por ello. De ti ha de depender, es tu responsabilidad, tu vida lo es, y, cuando te fijas un propósito de vida estás tomando en cuenta esa responsabilidad y asumiendo que en tus manos está, lo que te dará motivación para luchar por eso que quieres, para avanzar hacia lo que quieres...

¿Sin un propósito predefinido cómo alcanzarás lo que quieres? Vivir sin propósito es como lanzarte al río y dejar que te arrastre la corriente.

No hay nada más improductivo en la vida que vivir sin un propósito, además... que vagar sin rumbo fijo... En contraposición está el hecho de plantearse un propósito de vida, un sueño a alcanzar, un futuro a hacer realidad, y, encaminarse hacia el mismo por medio de propósitos más pequeños... Así uno puede experimentar satisfacción y orgullo propio, y gran bienestar. Siempre siendo firmes o determinados hacia ese propósito a alcanzar.

Importante, además de vivir con un propósito es, definir ese propósito que vibre realmente con nosotros, un propósito personal, porque, también hay muchas personas en el mundo intentando alcanzar el propósito que alguien más les planteó, o un propósito basado en expectativas ajenas... En este punto según todo lo que se ha planteado en líneas anteriores sabrás que, eso solo afectará tu autoestima.

Sólo tú podrías descubrir y plantearte un propósito que te haga verdaderamente feliz y que te proporcione verdadero orgullo o bienestar pues, nadie puede sentir por ti. Los propósitos de vida personales se relacionan con valores propios, con deseos propios, con pasión. Y, a ti puede que no te apasione, ni tengas iguales valores que tu familia, aquel mentor, etc. Por eso nadie, puede decirte qué propósito seguir.

Descubre tu camino, descubre qué quieres en la vida y siempre tenlo presente en tu existencia, toma la responsabilidad de descubrir qué es lo que quieres en verdad, sin que empañe tu decisión, la opinión de alguien más. Ese es el verdadero pilar de una autoestima sana.

El amor propio:

Todos los pilares mencionados, el que te aceptes como eres, el que asumas que eres responsable de tu vida, decisiones, emociones, el que vivas de forma congruente con los valores que te importan, con un propósito... El camino al que te lleva todo eso es al amor propio. <u>A amarte y respetarte por encima de todo lo demás, sin importar lo que digan los demás u opinen los demás y, sin importar fallos o errores que puedas cometer en esta vida.</u>

El amor propio te hará sentirte siempre merecedor y confiable a pesar de cualquier cosa, siempre digno de amor a pesar de cualquier cosa. Cuando desarrollas verdadero amor propio este no va a fluctuar según la situación. Y es lo que realmente te dará bienestar en esta vida, es lo que te ayudará también a desarrollar confianza porque, si no te amas no puedes confiar en ti.

Para acceder por completo al poder de creer en ti, y, a todo lo que vas a poder lograr una vez que a él accedas: Vivir a plenitud, dirigirte hacia donde te quieras dirigir sin limitaciones y miedos, por, sentirte merecedor o merecedora de ello, una transformación que has de estar necesitando, necesitas amarte, y el camino a amarte es la autoestima.

En el apartado siguiente hablaré de algunas acciones sencillas que puedes llevar a cabo en tu día a día para sanar tu autoestima, sin embargo, antes de ello considero necesario definir también la autoconfianza, siendo que no me extenderé tanto porque lo más importante a comprender de ella es que viene de la mano con tu nivel de autoestima.

¿Qué vendría siendo la autoconfianza? Precisamente el poder de creer en ti, sentirte competente y capaz, sin importar si te equivocas o fallas, saberte capaz de mejorar si lo sigues intentando, aprender de los errores, ver los errores como oportunidades de aprendizaje y no con un matiz de negatividad...

La fuente de toda productividad en tu vida será tu nivel de autoconfianza, el que puedas o no lograr aquello que te propongas, dependerá de tu nivel de creer en ti...

Para convencerte de ello hablaré de un ejemplo usual en todo tema de superación personal: El caso de Thomas Edison, el inventor de la bombilla incandescente. Por si nunca habías escuchado de la historia de este personaje, resulta que pasó a la historia por inventar la bombilla, pero más que ello, por revelar que fueron 999 intentos fallidos los que lo condujeron a crear la bombilla funcional.

Esto no habría sido posible si Edison no hubiese confiado en sí mismo, en su capacidad de desarrollar ese invento... De no creer en sí mismo se habría rendido en el intento 5, el 20, el 30, el 999. Pero no fue así, insistió y lo logró porque pudo ser determinado, porque pudo seguir sin frustrarse porque sabía que, si continuaba, podría lograrlo.

Lo que más me gusta de este personaje es la forma que asumió con humor todo este tema de los fallos, lo que revela, además, su nivel de autoconfianza porque, con las siguientes palabras dejó claro que vio cada error, como una oportunidad de aprendizaje: *"Descubrí 999 maneras de NO inventar una bombilla incandescente"*.

Sé cómo Edison, desarrolla una autoconfianza inquebrantable y verás cuán lejos llegarás (Todo lo lejos que quieras llegar por supuesto).

ACCIONES CLAVES Y FÁCILES DE AUTOESTIMA

Ahora que sabes que necesitas mejorar tu autoestima para también, desarrollar autoconfianza, a continuación, estaré detallando acciones que te permitirán mejorar tu autoestima, tan sencillas que podrás emplear en tu día a día sin excusas. Y el hecho es que, necesitarás emplearlas en tu día a día para poder realmente desarrollar una buena autoestima ya que eso solo es posible por intermedio de la constancia.

Halágate:

John Gottman es un reconocido psicólogo, miembro electo de la Asociación Americana de Psicología, autor de variedad de libros de psicología y autoauyuda, que, ha recibido variedad de premios por sus aportes y estudios. Su especialidad es la terapia de pareja, siendo que se ha dedicado por décadas al estudio de todo elemento que pueda contribuir a que una pareja se mantenga a lo largo del tiempo unida y feliz. Ese no es el tema de este escrito, pero, uno de los estudios de Gottman hizo un aporte general al área de la psicología que es interesante que conozcas.

El hecho de que los halagos influyen en la autoestima es bien conocido en la psicología. Si en la crianza un niño recibe el refuerzo de los halagos por sus logros y comportamiento, influirá de forma positiva en su autoestima (Siempre y cuando no se halague tanto al niño al nivel de hacerle desarrollar narcisismo. Siempre hay que ser realistas, los halagos han de venir de la mano con los logros y buen comportamiento del niño, y también, hay que resaltar lo que no está bien cuando su comportamiento no sea adecuado). Por otro lado, un niño que constantemente es criticado de forma negativa y no recibe halagos, verá afectada su autoestima en consecuencia. Su nivel de autoestima será muy bajo.

Gottman, en sus estudios a parejas descubrió por su parte que se necesita una media de 5 comentarios positivos para que el efecto de una crítica que fue tomada duramente por una persona, los efectos de una crítica que a una persona le afectó, mermen...

Los halagos han de superar por 5, una crítica mal gestionada, para que la mente se calme.

Esto tiene sentido porque, lo malo solemos resaltarlo más en nuestra mente, que lo bueno.

A lo que quiero llegar es a que, es un hecho comprobado que los halagos influyen en la autoestima de manera positiva y, por tanto, pueden ayudarte a mejorarla.

Desde nuestra niñez a lo largo de toda nuestra existencia los halagos pueden ayudarnos a mejorar nuestro nivel de autoestima. La buena noticia es que no necesitas esperar a que otros te halaguen para que tu autoestima mejore. Halágate tú mismo/a cada vez que logres lo que te propusiste, cada vez que puedas hacer uso de tu fuerza de voluntad para tener disciplina, y, CADA DÍA SOLO PORQUE SÍ, PORQUE TE LO MERECES.

Una excelente idea de hecho, es que comiences tu día halagándote. Mirándote al espejo y hablando bien de tu imagen y de ti. Esta acción tan sencilla que apenas y te quitará tiempo en tus mañanas, contribuirá de forma importante a sanar y mantener tu autoestima.

Por otro lado, teniendo en cuenta lo positivos que son los halagos en tu autoestima, acepta los halagos que te hagan, cuando te los hagan. Muérdete la lengua si es necesario, en caso de que sientas la tentación de disminuir el halago que te están haciendo con un comentario como, "no fue nada", o peor aún, si estás a punto de rechazar ese halago.

Rechazar un halago es no sentirte merecedor/ra de él. Por ti, por tu autoestima, por desarrollar el poder de creer en ti para poder alcanzar cuanto desees en esta vida y vivir en bienestar: No te conviene rechazar los halagos. Recíbelos, siéntete merecedor/ra de ellos. Es incluso más fácil aceptar los halagos que rechazarlos pues, para aceptarlos tan solo tienes que sonreír y decir "Gracias", no hace falta nada más.

Háblate bien de ti mismo/a:

Si tu diálogo interno es constantemente negativo, si constantemente te juzgas y recriminas, si constantemente hablas mal de ti ¿Cómo vas a mejorar tu autoestima?

No importa cuánto te esfuerces o qué medidas apliques en tu vida para mejorar tu autoestima. Nada funcionará si tu diálogo interno no cambia, si no cambias lo que te dices constantemente, lo que piensas en negativo constantemente de ti.

Te pongo un ejemplo sencillo y lo hago haciéndote una pregunta ¿Es lo mismo que te digas: "Estoy gordo/a", a que te digas "Tengo que bajar de peso"? La esencia es la misma, pero, la forma en que te estás transmitiendo el mensaje, cambia mucho el contexto y el efecto que lo que te dices, puede tener en tu autoestima.

Si te dices "Estoy gordo/a", estás hablando de ti de forma despectiva, pero, si te dices "Debo bajar de peso", estás enviándole a tu cerebro una señal más positiva. No te estarás reprochando nada, ni refiriéndote de ti de forma negativa, sencillamente estarás señalando un hecho y eso no afectará tu autoestima como decirte: "Estoy gordo/a".

Difícilmente te dirijas a otros de forma despectiva por respeto, lo mismo para ti, te mereces tu respeto. Respétate.

Proponte descubrir qué te dices constantemente y, si se trata de algo negativo, por tu bienestar y autoestima, cambia ese diálogo interno por uno favorecedor, por uno colmado de amabilidad y respeto.

Háblate bien de ti mismo/a, si no empiezas tú con ello ¿Quién lo hará? Y, aún cuando haya personas a tu alrededor que digan cosas bonitas de ti, no tendrán efecto si no cambias tu diálogo interno.

Cambia tus: "Soy tan torpe", por: "Soy capaz, puedo hacerlo", tus "No sabes hacer nada bien", por "Me estoy esforzando y lo estoy haciendo cada vez mejor", tus "No soy agradable", por "Soy agradable".

Cambia tu diálogo interior según sea necesario, no te permitas seguirte perjudicando.

Cuida tu imagen:

No importa si luces como la gente asegura que lucía Cleopatra, cual diosa, o, como el actor Henry Cavil que le da vida a Superman en una de sus tantas adaptaciones (Creo que muchas mujeres lo consideran especialmente guapo) ... El hecho es que, si tu autoestima es pobre, la imagen mental que tendrás de ti será negativa, así esté lejos de la realidad y si tu posees una imagen pobre de ti, esta será la imagen que transmitirás de ti a los demás... Siempre te verás menos atractivo/a cuando te contemples en el espejo o, te mires en aquella fotografía sin filtros de retoque, pero, por eso mismo debes cuidar tu imagen corporal para, cuidar tu autoestima o ayudarte a sanarla.

Cuando hay baja autoestima hay pocos ánimos para arreglarse, lucha contra ello. Sentirte bien con tu cuerpo y apariencia, mejora tu autoestima y estado de ánimo. Así que vale el esfuerzo diario. Y, es algo que ha sido comprobado y que es avalado por estudios. Por ejemplo, una investigación patrocinada por la Sociedad Española de Senología y Patología Mamaria titulada: "Bienestar emocional, imagen corporal, autoestima y sexualidad en mujeres con cáncer de mama", hace alusión a un estudio cuya conclusión determinó que 69% de las mujeres que se habían realizado la mastectomía por cáncer mamario y, no se habían reconstruido los pechos sufrían ansiedad, pero, aquellas que se realizaron una cirugía de reconstrucción estética, no presentaban esos cuadros de ansiedad, pues, se sentían ya a gusto con su cuerpo.

Trae bienestar sentirse a gusto con el cuerpo, con nuestras características físicas... Por supuesto necesitas aceptarte porque, hay muchos aspectos físicos que no podrías cambiar y que no sería sano que intentaras cambiar, como tu color de piel, por ejemplo.

Tampoco sería sano que, si tienes la posibilidad, comiences a hacerte cirugías estéticas sin miramientos, esos son cambios que, si se hacen sin autoestima, pueden no tener final porque la persona que se somete a cirugías y cirugías para cambiar su cuerpo sin autoestima, jamás se siente tan perfecta como quería y no tiene nunca suficiente, lo que puede ser muy perjudicial...

De lo que hablo cuando me refiero al cuidado de tu imagen para mejorar tu autoestima no es de esos cambios, es del simple hecho de arreglarte según te haga sentir a gusto con tu imagen: Hacerte ese peinado, pintarte el cabello del color que quieras, lucir esa ropa que te gusta (No tratar de cubrirte con tu ropa como si tu cuerpo no fuese digno), tomarte el tiempo de elegir un atuendo que te guste, hacerte ese corte, afeitarte, maquillarte...

Hacerte visualmente, más atractivo según tus estándares, en tu reflejo, cuando te mires en el espejo. Y hago alusión a, según tus estándares, porque, sentirte a gusto con tu imagen no debería tener nada que ver con verte como la sociedad dicte que debes verte, según X moda, parecido a X artista. No... Lo importante es tu gusto personal, como tú, te sientas bien con tu imagen, y si eso es opuesto a lo que dicta la sociedad, pues bien.

Por tu bajo nivel de autoestima encontrarás resistencia cuando intentes empezar a cuidar más tu imagen o, lucir según te sientas a gusto. Algo así como una vocecita en tu mente te dirá: ¿Para qué tomarse la molestia? Haz la prueba y nota la diferencia instantánea, así te despejarás de dudas y la resistencia disminuirá.

El hecho de arreglarte a tu gusto te hará sentir mejor con tu reflejo y eso aporta dosis de autoestima instantánea. Y esto no es lo único que debes hacer respecto a tu cuerpo para mejorar tu autoestima: Cuida también tu peso, haz ejercicio, come sanamente, baja de peso si este es demasiado para tu salud, proponte subir de peso también con el ejercicio para aumentar músculos, y, con dieta si lo que necesitas es aumentar tu peso (Te recomiendo acudir a un nutricionista profesional en ese caso). CUÍDATE, y hazlo sanamente.

Por supuesto todo lo relacionado con la higiene personal entra en este apartado también. Date el gusto de comprar ese perfume, esa crema corporal para que sientas tu piel más suave...

Mientras más acciones como estas hagas, mejor te sentirás con tu cuerpo y apariencia, y, como mencioné ya, esto repercutirá de forma importante en tu autoestima.

Creo que toda persona en el mundo conoce tan siquiera de vista a alguien que, no se arreglaba ni cuidaba su cuerpo y que comenzó a hacerlo. Aquella chica que lucía ropa demasiado holgada cubriendo su cuerpo que, comenzó a lucir ropa más favorecedora, la chica que siempre tenía el cabello recogido y ahora se lo suelta y se hace peinados, una chica que empezó a maquillarse, el chico que bajó de peso y luce ahora la ropa que le gusta...

Si has sido testigo de estos cambios habrás notado cambios en la actitud también. Y esto se debe al beneficio que estas personas obtuvieron en su autoestima solo con decidir, cuidar más de su imagen. No se necesita nada demasiado radical como una cirugía estética, bastan pequeños cambios o nuevos hábitos que te hagan sentir a gusto cuando te mires al espejo, que te hagan mejorar tu imagen física y así, la imagen mental que tienes de tu propia persona.

Nada de compararte:

La tendencia a compararse es una tendencia humana. Es decir, todo ser humano se ve tentado a ello. Hasta yo he pasado por eso en el transcurso de mi vida. Sucede que, debes dejar las comparaciones atrás pues, si te has habituado a ellas debes saber que lo único que hacen es lastimarte y alejarte de la realidad, porque si te vas a comparar con alguien, que sea entonces con la persona que eras ayer.

Lo que en realidad sucede con las comparaciones y la autoestima, es que esta última fluctúa según la naturaleza de las comparaciones a las que te sometas. Por ejemplo, si te comparas con alguien a quien crees inferior a ti por carecer de alguna cualidad o habilidad que posees, entonces te sentirás bien contigo mismo/a en ese momento, pero, si sucede lo contrario, si aparece alguien respecto a quien te sientas inferior, entonces al compararte tu nivel de autoestima decaerá. Por eso tu autoestima no puede depender de las comparaciones jamás, no te lo puedes permitir entorno a tu máximo bienestar...

Mientras te sigas comparando, no podrás desarrollar una autoestima inquebrantable y favorecedora. Por eso debes proponerte dejar las comparaciones atrás, aunque, no te resulte sencillo porque, además de ser una tendencia humana como lo comenté antes, es difícil no vivir bombardeados de contenido que nos hace querer compararnos. Por ejemplo, abres una red social cualquiera y el contenido que te aparece son montones de fotografías o publicidades que te tientan a compararte de distintas formas: Con el físico de X artista o persona, con la vida que lleva X persona, etc. Pero, por difícil que resulte combatir la tendencia a compararse, una vez que la venzas, no sentirás ya esa necesidad pues, cuando hayas desarrollado una autoestima inquebrantable sabrás que, no hay necesidad de comparación, que eres genial, maravilloso/a como eres...

Te dejo a continuación una serie de recomendaciones que pueden ayudarte en tu día a día, a dejar de compararte:

Ten presente el daño que te hace y, cómo obstaculizará tu propósito de desarrollar una autoestima sana y, una confianza inquebrantable:

Siempre que te adviertas comparándote, recuérdate por qué no debes hacerlo, cuánto daño te hace eso, te hace dejar tu autoestima al azar... Solo tendrás un nivel un poco alto de autoestima cuando te compares con alguien sobre quien te sientas superior... Y, por el hecho mismo de tener una autoestima poco sana, te toparás más con personas sobre las que te sientas inferior en algún aspecto, anhelarás las cualidades de los demás, siendo que tu baja autoestima te hará difícil ver y apreciar tus propias cualidades. Vivirás así, constantemente en el malestar.

Compararte en ese sentido te limitará, te dificultará tu crecimiento personal, acceder al poder que hay en tu interior... Te hará vivir en negatividad constante.

¿Vale la pena seguir haciéndote daño y limitándote solo por una acción tan vana como compararte? No te ayuda en nada, así que decídete, dejar esa actitud atrás. Una actitud que solo hará que te sientas cada vez más mal e imperfecto/a.

¿Cómo podrías desarrollar una autoestima sana de ese modo?

¿Te digo qué es lo que considero peor? Que las personas con las que te comparas, seas estas quienes sean, tampoco son perfectas porque nadie lo es, ni nadie lleva una vida perfecta. Y, por otro lado, con seguridad, tú posees cualidades y virtudes que otros anhelarían tener, sucede que ni les prestas atención, distraído/a por las cualidades o lo que poseen los otros de lo que tú careces.

Hay algo cierto en el hecho de que, compararnos con alguien a quien admiramos, o, de quien nos sintamos muy inferiores, puede motivarnos a esforzarnos por crecer, por lograr algo similar a lo que haya hecho dicha persona, a obtener el éxito en un propósito grande, por ejemplo, pero, es contraproducente porque, te estarás idealizando como esa persona, desearás convertirte en ella, de hecho, y es algo que no lograrás ni te conviene. No te conviene ser nadie más que tú, no necesitas ser nadie más que tú para lograr lo que desees.

Entonces, mejor es tener presente que compararte te limita y estanca, te impide aceptarte, te impide conocer tus cualidades, tu potencial, te hace estar juzgándote y pensando mal de ti con regularidad...

Con eso muy presente más sencillo se te hará, combatir el hábito de compararte. Acepta el daño que te hace y decídete a evitarlo.

Date un descanso de aquello que te haga compararte usualmente:

El que te propongas dejar atrás el hábito de compararte ayudará, pero, no será un camino tan sencillo. Lo mejor que puedes hacer para facilitarte el proceso es darte un descanso de aquello que te tiente a compararte. Probablemente se trate de las redes sociales, aunque, tú sabrás que es eso que te hace compararte con demasiada frecuencia, tal vez sea una persona con la que pases mucho tiempo, o un lugar donde siempre te sientas incómodo/a.

No necesariamente tendrías que renunciar a las redes sociales, a esa persona de quien te suelas comparar o a X cosa que te tiente a compararte para siempre, pero, lo ideal es que te alejes mientras desarrollas autoestima, y, vences el hábito de siempre estarte comparando, la necesidad de compararte...

Distrae tu atención en otra cosa siempre que estés por compararte o, cuando te adviertas comparándote:

No solo sentirás tentación o necesidad de compararte en tu proceso de vencer ese hábito, en ocasiones no podrás evitar compararte.

¿Qué hacer en esos momentos?

No alientes y refuerces la comparación realizada. Lo mejor es que enfoques tu atención en cualquier otra cosa, menos en que te has comparado, o, en seguir comparándote. Tampoco ayudará que te sientas culpable y te recrimines. Tú solo, céntrate en cualquier otra actividad, en tu presente... Enfoca toda tu atención en cualquier actividad que estés realizando o que puedas realizar en ese momento: Leer, dar un paseo, lavar los trastes, lo que sea.

Céntrate en tus sentidos mientras realizas cualquier actividad: En lo que puedas ver, oler, sentir, escuchar... De esta forma restarás importancia a que te estabas comparando antes y el efecto de haberte comparado no te será tan perjudicial, pues, no habrás reforzado la negatividad.

Con esta técnica también podrás evitar compararte cuando te sientas tentado/a a ello.

Pide a tus seres cercanos que te hagan ver cuando estés por compararte sin darte cuenta:

Si es una costumbre compararte, no siempre notarás que lo estás haciendo, por ende, un excelente recurso para ayudarte a vencer el mal hábito de compararte es, decirles a tus personas más cercanas, sobre tu intensión de dejar las comparaciones atrás, y, pedirles que te hagan ver que te estás comparando en caso de que lo hagas sin notarlo. Así podrás evitarlo o, no alentar la comparación.

Te ayudará a vencer este mal hábito.

No compitas:

La vida no es una competencia, no te la tomes como tal y tu necesidad de compararte disminuirá.

Lo importante es que avances hacia tus metas, que siempre procures aprender y expandirte, pero, todo eso a tu ritmo, no tiene nada que ver con el ritmo con el que vayan los demás. Deja de competir sin sentido, solo mermas más tu autoestima y te alejas más de poder desarrollar autoconfianza.

Reconoce que no necesitas compararte porque no necesitas ser nadie más que quien eres:

Quizás la acción que más puede conducirte a que dejes de compararte es que entiendas que, no necesitas ser nadie más que tú, para lograr lo que desees o tener la vida que desees, y que, tú eres especial con tus características y cualidades propias o particulares. Para entender esto y practicarlo necesario sería que sanaras tu autoestima, pero, en el camino de desarrollarla es importante que vayas haciéndote a la idea de que eres increíble cómo eres: Hazte consciente de tus cualidades, de tus logros... De que eres especial.

Muchas de tus cualidades y logros, otros los añorarían, otros los quisieran...

Cuida tu postura:

Realmente creo que es de conocimiento general la existencia del lenguaje no verbal, del lenguaje del cuerpo, del hecho de que los seres humanos, no necesitamos palabras para expresar cómo nos sentimos y que incluso, a veces cuando deseamos mentir, u, ocultar algo, con nuestro cuerpo lo revelamos y nos delatamos.

Existen infinidad de gestos universales con las cuales, con nuestro cuerpo revelamos lo que estamos sintiendo: Alegría, enfado, miedo, vergüenza y más... Hay formas de persuadir con el cuerpo, de mostrar intensiones con el cuerpo, por lo que este es un tema que suele captar mucho el interés de las personas porque, con el cuerpo se puede descubrir también si tenemos interés genuino o no, si estamos mintiendo o no, convencer, etc.

También existen posturas, y, el estudio del lenguaje corporal en ese sentido, ha revelado que, las personas inseguras y, con baja autoestima tienen posturas más cabizbajas o cerradas, menos relajadas y, encorvadas, en comparación con aquellos que son seguros de sí mismos y tienen mejor autoestima.

Si sueles caminar encorvado/a y con la cabeza baja, tu cuerpo estará revelando inseguridad, lo contrario que, si caminas con una postura erguida, con la cabeza levantada, por mencionar un ejemplo.

La explicación de esto es que hay una conexión cuerpo-mente. Como nos sentimos, lo revelamos con nuestra postura y gestos corporales debido a esa conexión.

Lo que no todo el mundo sabe es que, adoptando ciertas posturas se puede influir en el estado de ánimo. Puedes adoptar conscientemente ciertas posturas para sentirte más seguro/a de ti y eso, influye de forma positiva en la autoestima también.

Se han realizado estudios sobre este tema, en niños en edad escolar entre los que instaron a algunos a adoptar ciertas posturas de confianza según el lenguaje no verbal, se concluyó que, los que adoptaron posturas de poder aumentaron temporalmente sus niveles de confianza y, autoestima. Un estudio de jóvenes en edad universitaria a los que se les instó a tomar ciertas posturas mientras compilaban un cuestionario, reveló que, entre los que adoptaban posturas de poder, posturas más erguidas y que reflejan confianza, tenían temporalmente una mayor capacidad para alejar de su mente pensamientos negativos.

Lotte Veenstra y otros estudiosos, en un ensayo al que titularon: "Regulación corporal del estado de ánimo: el impacto de la postura corporal en la recuperación del estado de ánimo, los pensamientos negativos y el recuerdo congruente con el estado de ánimo", por su parte, concluyeron que las posturas encorvadas (Contrarias a las posturas de poder o de confianza), indujeron a una menor recuperación del estado de ánimo entre los sujetos de prueba que, previamente habían manifestado tener un estado de ánimo negativo, y, a un estado de ánimo más negativo en la condición de estado de ánimo neutro. Además, la postura encorvada provocó más pensamientos negativos en general en comparación con las posturas rectas o de control o poder.

La psicóloga social y profesora de Harvard Bussiness Shool, Cuddy, quien ha realizado variedad de estudios relacionados con las emociones y el lenguaje no verbal, con los resultados obtenidos demostró que adoptar una postura corporal de poder, de fuerza, de confianza... libera hormonas que reducen los niveles de estrés en el cuerpo, lo que evidentemente influye en mejoras en el estado de ánimo y en la seguridad en uno mismo (Mientras mejor te sientas, más seguro/a o confiado puedes llegar a ser).

Debido a todo esto otra forma de ayudarte a mejorar tu autoestima en tu día a día, en pro de desarrollar también confianza, es adoptar conscientemente posturas de poder: Mejora a consciencia tu postura a sabiendas de que, te beneficiará, te ayudará a sentir más seguridad, y así, a aumentar tu autoestima.

Independientemente de si estás de pie, sentado/a o caminando, cuidado con encorvarte. Adopta una postura erguida. La postura erguida es la postura de confianza por excelencia. Al principio puede que te salga algo rígida, pero, cuando te adaptes, así no será.

No trates de reducirte en el espacio donde te sientes o te pongas de pie, abre un poco más las piernas porque esa es la postura de la seguridad.

Envíale a tu cerebro la señal de que te sientes seguro/a de ti con tu postura.

Dedícate tiempo:

Indudablemente le dedicas tiempo a todo cuanto es importante para ti ¿No? Tu trabajo es importante, así que le dedicas tiempo, tu familia es importante así que tratas de dedicarle tiempo. Si no le dedicas tiempo a esos exámenes, no aprobarás, y un largo etcétera. Siempre estás dedicándole tiempo a lo que te importa.

¿Y a ti cuánto tiempo te dedicas?

Dedicarte tiempo es darte el valor que te mereces, es decirle a tu mente que eres importante y que, por ende, requieres de tu tiempo. Dedicarte tiempo te ayudará a sanar tu autoestima.

Puede que pienses que el día no te alcanza entre tantas responsabilidades para dedicarte tiempo, pero, si te planificas y administras tu tiempo, siempre podrás disponer tan si quiera una hora para tu relajación, disfrute o aprendizaje.

No dedicarte tiempo solo merma tu autoestima así que, empieza desde hoy a apartar tiempo diario para ti: Para esa lectura que tanto deseas hacer, para trabajar en ese proyecto personal, para aprender eso que tanto deseas, o, simplemente para recrearte o cuidar de ti. Para lo que gustes.

Termina lo que empieces:

Cuando terminas lo que empiezas te sientes capaz y bien contigo mismo, por eso terminar lo que empieces se puede convertir en una fórmula diaria para mejorar tu autoestima y mantenerla. Por el contrario, no terminar lo que empezaste o procrastinar, puede traerte gran malestar, hacerte sentir decepcionado/a de tu persona...

Si no sueles terminar lo que empiezas o sueles procrastinar, es momento que dejes eso atrás en pro de tu máximo bienestar y de poder desarrollar autoconfianza y autoestima.

La clave para que puedas lograrlo siempre será la gestión de tu tiempo. Es un excelente hábito planificar el día desde la noche anterior. No siempre podrás seguir tu día de la forma en que planificaste, pero, la mayoría de las veces ayudará. Si haces esto la mayoría de las veces podrás terminar lo que te hayas propuesto hacer en tu día, y, eso te traerá bastante bienestar.

Otra clave para que puedas terminar aquello que empieces es que disminuyas los distractores, aquellos elementos que suelen quitarte valioso tiempo y que no tienen mucha relevancia, como navegar por redes sociales.

Lo que sucede normalmente es que la gente se propone revisar sus redes sociales por 3 o 5 minutos y, terminan siendo 20 minutos o media hora que, podrían haber sido útiles para actividades más relevantes.

Así como las redes sociales seguro hay otros distractores que te quitan tiempo, descúbrelos y, contrólalos en pro de poder terminar lo que empieces.

Antes de dormir, reconoce tus logros del día:

Reconocer tus logros es una forma de aumentar tu autoestima porque, cuando no hay autoestima sana nuestra mente ignora nuestros logros para resaltar fallos y defectos.

Una buena idea es realizar un listado de todo cuanto hayas logrado en tu vida, y, tenerlo a mano para cuando necesites un recordatorio, en, aquellos días en donde tu autoestima pueda mermar porque estés pasando por una situación difícil, por ejemplo. Pero, mejor será que hagas de reconocer tus logros, un proceso diario. Esto yo mismo lo aplico en mi vida diaria. Se trata de un proceso reflexivo, no necesitas llevar un registro a menos que así lo desees, basta con que reflexiones tus logros del día.

¿Qué lograste en tu día? Pregúntatelo cada noche antes de ir a dormir.

¿Terminaste lo que empezaste? ¿Aprendiste una nueva habilidad? ¿Mejoraste una de tus habilidades? ¿Te liberaste de un rencor? ¿Aprobaste el examen de tu curso? Hacerte consciente de cada pequeño, mediano, y gran logro que alcances, te hará ser consciente de tu capacidad, y, la influencia que esto tendrá en tu autoestima será favorecedora.

¿CÓMO ENTENDER LAS EMOCIONES?

Armando no podía comprender por qué todo estaba saliendo mal con sus negocios de meses atrás en adelante. Estaba bien preparado para gestionar sus empresas. Sus decisiones y asertividad lo habían conducido a convertirse en un empresario de renombre, pero, ahora no solo se sentía algo hastiado, sino que, cada decisión que tomaba parecía no ser la correcta, y, varios de sus proyectos habían fracasado.

Al final lo que descubrió fue una inmensa frustración en su interior producto de que había luchado toda su vida y, logrado todo cuánto logró con el objetivo de generar suficientes ingresos para darle a su familia, esposa, hijos, una buena vida, pero, no tenía ni esposa ni hijos. Viviendo en aquella gran casa donde podría estar siendo feliz con esa familia que idealizó, pero, sin tal familia, su frustración creció y, ya no podía actuar como un buen empresario, dominado por una emoción que no lo dejaba tomar decisiones racionales.

Otro ejemplo la historia de Malena, que había experimentado una gran variedad de situaciones muy trágicas a lo largo de su vida y, vivió por mucho tiempo con ira reprimida, hasta qué, no pudo ya controlarse más y comenzó a actuar de forma muy violenta, perdiendo amistades y dañando sus relaciones en el proceso.

Emociones básicas como la alegría, la sorpresa, la tristeza, el miedo, el enojo, la aversión o la vergüenza. Y, otro tipo de emociones como la curiosidad, la admiración, la calma, la confusión, la esperanza, el anhelo...

Somos seres humanos precisamente porque somos capaces de experimentar muchísimas emociones, más allá de las básicas mencionadas al principio.

¿Eres consciente siempre de cómo te sientes? ¿Entiendes tus emociones? ¿Entiendes o conoces la forma en que estás te hacen reaccionar o cómo influyen en tu vida?

Debes saber que entender tus emociones puede beneficiarte muchísimo. Por ejemplo, puede ayudarte a entenderte y aceptarte, mejorar tu autoestima y autoconfianza...

Muchas veces actuamos o tomamos decisiones por el impulso de una emoción que estamos experimentando, y, si no somos conscientes de tal emoción entonces, no podemos comprender nuestro actuar o la decisión tomada. A veces eso puede afectar la autoestima porque, por el impulso de una emoción lo más probable es que tomes decisiones que no te convengan o que no te gusten. Y, eso lo más probable es que te conduzca a juzgarte duramente. Al menos si no logras comprender por qué actuaste o decidiste de esa forma, qué te llevó a ello... Entendiendo porqué lo hiciste será más sencillo para ti lidiar con ello sin juzgarte con dureza.

Entenderás de este modo que, comprender tus emociones te puede conducir a tomar mejores decisiones porque, a sabiendas de que estarías actuando por impulso puedes decidir postergar una decisión hasta el momento en que no te domine una emoción. Así que este es otro beneficio de entender tus emociones.

Entender tus emociones puede ayudarte también a dominarlas, gestionándolas mejor. No puedes pretender gestionar tus emociones o controlarlas si no las entiendes, si no sabes cómo te sientes. Y, podría parecer ilógico no saber cómo uno se siente, pero, es probable que te ocurra.

A lo largo de mi carrera profesional he tratado con muchísimos pacientes que se dejaban dominar por sus emociones, y el problema de la mayoría era que no las comprendían. Y esto sucede porque la sociedad nos envía mensajes erróneos constantes que, convencen a muchos de que sentir, es de débiles, de que hay que dar mayor fuerza a la razón, al raciocinio... Y esto ha llevado a una tendencia en aumento de desconexión emocional.

A la gente no le gusta indagar en lo que siente y siempre trata de estar al tanto solo de su razón, nada que ver con su mundo interno, pero, el problema es que nuestro mundo interno influye en el externo, lo que sentimos influye en nuestro actuar o decisiones como lo he mencionado ya. Y lo hace porque influye en nuestro estado de ánimo y hasta en los pensamientos que rondan con más fuerza en nuestra memoria.

La función de las emociones es informarnos sobre algo, algunas nos informan sobre una necesidad, otras nos instan a actuar ante un peligro o posible peligro... Nos producen una reacción: La risa, una expresión facial, cambios físicos como sudoración excesiva o aumento del ritmo cardíaco...

Cuando se desencadena en nosotros una emoción se activan zonas determinadas en nuestro cerebro que nos hacen decir, pensar o actuar de cierta forma. Si somos conscientes de eso, de nuestras reacciones ante determinadas emociones, podemos trabajar en irlas mejorando. Y esto mejora la calidad de vida y hasta de las relaciones, porque, muchas veces actuar por impulso de nuestras emociones sin poder controlarlas daña nuestras relaciones. Un ejemplo de ello sería no controlar la ira y actuar excesivamente violentos ante alguien que nos enojó. Las personas se irán alejando de nosotros eventualmente si no somos capaces de dominar la ira y las lastimamos.

Por otro lado, entender emociones propias ayuda a ser más empáticos y entender las emociones de los demás, lo cual genera relaciones más sanas.

Si hay alguna desventaja de entender las emociones creo que puede ser el hecho de que, dificulta un poco más la toma de decisiones, pero, como ayuda a tomar decisiones más acertadas creo que es una desventaja mínima con respecto a todo lo bueno que trae consigo.

Empezaré por revelarte una sencillísima técnica para que empieces a comprender más tus emociones.

Debo decir en primer lugar que para entender tus emociones necesitarás analizarte, reflexionar sobre cómo te sientes a lo largo de tus días, y para ello una técnica que puede ayudarte muchísimo es llevar un registro en un diario. Puedes comprar cualquier cuaderno para llevar tu registro, lo importante es que al final del día, no necesariamente antes de ir a dormir, pero sí preferiblemente al anochecer, dispongas un poco de tu tiempo para analizar qué sentiste a lo largo de tu día y, cuál fue tu reacción, qué desencadenó en ti esa emoción o sentimiento experimentado.

Primero identifica el suceso que te hizo experimentar una emoción. Luego la emoción que experimentaste, luego la conducta que tuviste en consecuencia.

Solo llevar el registro puede no ayudarte, pero, al finalizar el paso anterior conviene reflexionar sobre tu reacción y pensar en si pudiste haber reaccionado mejor. Este será un camino para aprender a gestionar tus emociones, porque, la próxima vez que experimentes esa emoción particular producto de la misma situación o similar puedes analizar si mejoró tu reacción con las soluciones que antes te habías planteado. La idea es precisamente eso, que vayas entendiendo tus emociones, cómo te hacen reaccionar, y que vayas procurando siempre una mejor reacción en consecuencia.

Para mayor comprensión ilustraré todo esto con un ejemplo:

Supongamos que una de las situaciones que desencadenó una fuerte emoción en tu día fue discutir con tu hijo o hija adolescente.

Supongamos que la discusión inició porque tu hijo o hija no ordenó su habitación, tal y como se lo pediste. En tu diario debes escribir: Situación desencadenante: Discusión con mi hijo/a.

¿Cómo te sentiste? Enfadado/a, decepcionado/a, frustrado/a, etc. Anota tu emoción en tu registro.

¿Cómo actuaste? Gritaste, le dijiste cosas hirientes a tu ser querido, rompiste algo contra la pared. Anótalo en tu registro.

La idea luego de ello es que reflexiones sobre tu emoción y tú actuar.

En el caso del ejemplo hipotético de antes:

¿Ayudó tu reacción en algo? Posiblemente no. Cuando reaccionamos violentamente hacemos la situación más complicada. Probablemente hubo más gritos en respuesta y la situación se salió de control.

¿Qué podrías haber hecho mejor? En lugar de gritar, romper cosas y decir palabras hirientes pudiste solo castigar a tu hijo/a quitándole algo de valor como el acceso a internet hasta que ordenara su habitación.

¿Eso habría sido mejor?

Se habrían evitado una discusión terrible que solo dificultará la relación con tu pariente.

Se trataría de seguir este procedimiento con cada situación y emoción experimentada a lo largo de tus días, teniendo en cuenta que siempre podrás verificar registros pasados para analizar tus mejorías.

Venciendo la culpa, el miedo y la ansiedad

En los sentimientos de culpa y ansiedad, y, la emoción del miedo, se halla normalmente la mayor negatividad interna en los seres humanos. Si eres presa de la culpa, el miedo, o la ansiedad no funcional, entonces, necesitas librarte de ello porque te estás impidiendo crecer mientras estés encadenado a ellos.

Ni autoestima, ni autoconfianza, ni bienestar, estarán de tu lado mientras seas esclavo de la culpa, el miedo o la ansiedad no funcionales.

¿Y por qué hablo de no funcionales?

Porque existe la culpa, el miedo y la ansiedad funcionales. Cuando estos sentimientos o emoción tienen una razón lógica de ser y no están solo en nuestras creencias o imaginación pueden ayudarnos mucho ¿Lo sabías?

Es posible que no porque siempre que se habla de la culpa, el miedo o la ansiedad se hace desde una connotación meramente negativa y no es el caso.

Explicaré a detalle cada uno para que puedas comprender mejor con qué estarás lidiando, y por supuesto, siendo que este escrito ha sido desarrollado con la intensión de que te sirva de apoyo, encontrarás a continuación también consejos para liberarte de la culpa, el miedo o la ansiedad tóxicas.

La culpa tóxica:

Jaime terminó en consulta conmigo después de reiterados ataques de ansiedad sin aparente razón de ser pues, en su vida todo parecía estar muy bien. Felizmente casado, sin hijos, trabajando en una clínica médica ejerciendo su profesión de vocación y, viajando de vez en cuando por disfrute con su esposa... No concebía qué podía estar mal.

Fue cuando me habló de que tenía un convenio con el hospital local, que, empecé a ver las raíces de su ansiedad. Un sentimiento de culpabilidad que él, no podía entender.

Resulta que le daban un generoso pago extra cada vez que refería a sus clientes al hospital y por eso, muchas veces enviaba referidos que no necesitaban la intervención del hospital realmente. Aquello no le parecía del todo bien, pero, tampoco le parecía para tanto.

"No le hago daño a nadie ¿No?", dijo al respecto.

Pero no le parecía poca cosa, cuando lo razonaba lógicamente, de algún modo se las arreglaba para pensar que era así, o quizás razonaba así solo para no sentirse tan culpable, pero, internamente sí que se sentía culpable y esto le estaba afectando.

Ya no podía disfrutar su vida, sus viajes, los momentos con su esposa... Se aferraba a que no le estaba haciendo daño a nadie y a que ese no era el origen de su problema, sin embargo, después de un largo proceso aceptó mi sugerencia de referir al hospital solo a los pacientes que lo ameritaban y, por el tiempo en que en verdad lo ameritaran, y, la ansiedad, como esperaba, mermó. La raíz de todo indudablemente, era que se sentía culpable por su actuar.

También recuerdo el caso de Jaqueline, cuya culpa por una infidelidad con su marido de hacía 20 años (Un par de citas con otra persona a las que ella consideró una infidelidad imperdonable), le quitó hasta el apetito y el sueño. No podía dejar de reprocharse, la culpa invadía sus pensamientos día y noche...

Todos hemos experimentado culpa en algún momento de nuestra vida.

Desde temprana edad se nos induce a la culpa cada vez que nos reprochan por habernos comportado de X forma, que, nuestros padres consideran que no está bien, o, que realmente no está moralmente bien.

Si no le prestamos el crayón a X compañero nos reprochan de egoístas y eso nos hace sentir culpables, si olvidamos X responsabilidad, nos la señalan y nos hacen sentir culpables. Y, de ahí en adelante, mientras vamos aprendiendo las reglas de la sociedad, lo moralmente correcto y hasta religiosamente correcto, vamos experimentando culpa por algunas de nuestras acciones u omisiones.

La culpa es un sentimiento desagradable o negativo que surge cuando hemos causado algún tipo de daño, cuando no nos hemos comportado adecuadamente o como creemos que deberíamos habernos comportado... Cuando una de nuestras acciones u omisiones nos llevó a cometer un error...

Es la culpa, funcional cuando, nos ayuda a rectificar nuestros errores, aprender de ellos y avanzar. La culpa funcional nos ayuda a crecer como personas. Esa debería de ser la razón de ser de la culpa: Nos equivocamos, aprendemos, rectificamos y seguimos adelante... Ahora bien, como mencioné en un principio existe también la culpa no funcional, esta es a la que no debes darle cabida en tu vida.

La culpa NO es funcional cuando es desmedida al punto de causar ansiedad y, afectar la calidad de vida, cuando hay tendencia a culpabilizarse por todo, cuando su razón de ser es una creencia errónea como por ejemplo: "Debo dar mayor importancia a los deseos de los demás así signifique dejar de lado mis necesidades" (A muchísimos les inculcaron ese tipo de pensamientos).

¿Cómo lidias tú con la culpa? Si crees que la culpa no funcional es un problema en tu vida continúa leyendo.

Los orígenes de la culpa tóxica o no funcional:

La culpa tóxica o no funcional tiene indudablemente una razón de ser y, parte de lograr deshacerte de la misma tendrá que ver con descubrir el por qué, está presente en tu vida.

Los orígenes más comunes de la culpa no funcional son:

La crianza: En la crianza se desarrollan la mayoría de las tendencias de culpabilidad no funcional en el ser humano.

Si en el entorno familiar se tratan los errores de manera degradante, exagerada con el nivel de la transgresión, y, comúnmente de forma hostil, el niño o niña, crecerá en la culpa desmedida porque a edad temprana absorbemos lo que nuestra familia nos dice como lo que es, lo aceptamos sin más... Entonces, esa actitud de padres o figuras de autoridad de crítica, de despertar remordimiento en el niño, le hace desarrollar esa tendencia a culpabilizarse de más por sus errores, a no poder avanzar tras, haber cometido un hecho u omisión que despierte en él (O ella) la culpa.

Por otra parte, es en la crianza donde suelen surgir la mayoría de las creencias limitantes que hacen a una persona vivir en la culpa desmedida.

El origen de la culpa en la crianza no necesariamente deviene de lo comentado al principio, de una mala gestión y reacción ante los errores de los niños, haciéndolos sentir en exceso culpables. En la crianza la culpa desmedida también puede devenir de inculcar en la mente del niño creencias como: "Debería ayudar o apoyar siempre a todos los que me rodean", "Debería buscar siempre hacer felices a los demás, aunque represente autosacrificio porque eso es agradable ante Dios o porque ese es el deber ser", "Enfadarme es malo, no debería enfadarme por nada de lo que me hagan los demás, la mejor actitud en ese sentido es poner la otra mejilla".

Situación particular negativa en el entorno familiar:

Con Antonia el camino a su superación fue difícil. Se trataba de una mujer de 30 años cuyo nivel de autoconfianza era casi nulo, y, su tendencia a la culpabilidad era tal que, por poco y pedía disculpas por respirar. Siempre pedía disculpas por todo: "Perdón por molestarte con mi pregunta", "Perdón por molestarte con mis problemas"... Si la tropezaban en la calle era ella la que pedía disculpas. Y, precisamente la razón de ser de su tendencia a la culpabilidad desmedida recaía en el hecho de que cuando sus padres se separaron se sintió culpable por el hecho, ya que su madre descubrió una infidelidad de su papá a raíz de un comentario de una muy pequeña Antonia.

Situaciones como estas, sobre todo a temprana edad, pueden desencadenar la tendencia a la culpabilidad tóxica.

Baja autoestima (Miedo a decepcionar a los demás):

Detrás de la culpa no funcional suele haber otros elementos como la baja autoestima.

Quienes tienen baja autoestima son proclives a sentirse culpables continuamente por sus acciones u omisiones y, esto lo hacen inconscientemente como un mecanismo para seguir reforzando la mala imagen u opinión que tienen de sí mismos.

Tendencia al perfeccionismo:

Las personas perfeccionistas se sienten a menudo culpables por no poder alcanzar los estándares de perfección que se han autoimpuesto. Siendo que, de no vencer su tendencia al perfeccionismo siempre se van a sentir culpables porque la perfección no es algo que un ser humano pueda alcanzar.

Ser diferente:

Ser muy diferente en cualquier sentido suele requerir de un nivel alto de autoestima y autoconfianza porque, implica muchas veces tener que lidiar con falta de comprensión o tolerancia.

Cuando no se tiene ni un nivel sano de autoestima ni confianza, discrepar con la opinión de los demás o de la mayoría puede traer mucha culpa y remordimiento.

Rodrigo llegó a mi consultorio convertido en un mar de culpa y remordimiento porque ya no podía soportar tener que ocultar su preferencia sexual de su padre, con tendencias machistas y homofóbicas. Ser diferente, y, saber que con eso no cumpliría con las expectativas de su padre y familia en general lo habían sumido en una culpa desmedida.

Religión:

Muchas veces la culpa tóxica viene de creencias fervientes entorno a una religión, de querer vivir según los estándares rígidos de una religión que, implican que la gente trate de alcanzar un nivel de perfección incongruente con la naturaleza de ser humano y equivocarse.

¿Has descubierto el origen de tu culpa tóxica?

Es importante para que comprendas un poco más de dónde viene tu tendencia, pero, no puedes quedarte con esa información y ya, lo que te conviene es dejar la culpa desmedida atrás.

Mis consejos al respecto a continuación:

Acciones claves para dejar la culpa atrás:

1 Tener presente cuánto te daña:

Mientras más presente tengas cuánto te daña la culpa tóxica o no funcional, con seguridad, más motivación tendrás para dejarla atrás porque entenderás cuanto resta a tu vida, que es muchísimo:

☐ Entorno a tu autoestima, merma más el nivel de esta, es decir, te hace sentirte peor contigo, tener una imagen mental de ti, peor, lo que te dificultará en todo momento, sanar tu autoestima en pro de tu bienestar mayor.

☐ Te hace vulnerable ante personas manipuladoras. Quienes viven en la culpa tóxica son vulnerables a raíz de la misma, pueden desarrollar dependencia emocional y eso perjudica su oportunidad de tener relaciones sanas.

☐ Acentúa el estrés. Vivir sumido en la culpa tóxica es vivir en un estrés constante que puede ser preludio de enfermedades emocionales variadas como la depresión o trastornos de ansiedad.

☐ Suele traer consigo pensamientos rumiantes. Te hace vivir internamente en la negatividad, y, cuando tus pensamientos son constantemente negativos eso perjudica la realidad, la vida diaria, el entorno familiar, el laboral…

Es difícil centrarse en lo importante con la mente colmada de pensamientos constantes y negativos.

☐ Te limita: Vivir en la culpa te obstaculizará muchas veces hacer aquello que en verdad quieras hacer, por querer satisfacer la necesidades de los otros, más que las tuyas, por considerarlas más importantes que las tuyas (Falso, tus necesidades son extra importantes)

En general, vivir en la culpa te roba el bienestar en tu vida.

Lo que te espera después de superar la culpa tóxica son:

☐ Mejores relaciones personales o sociales

☐ Paz mental

☐ La posibilidad de sanar tu autoestima y de desarrollar autoconfianza

☐ La posibilidad de ir a por lo que desees, sin el obstáculo de sentirte culpable a sabiendas de que tus deseos y necesidades son importantes y de que no debes sentir culpa por procurarlos.

Trata de grabarte esto en tu memoria: Una vida mucho mejor te espera más allá de la culpa. Eso es suficiente para que te propongas a superarla.

2 No dejar pasar la oportunidad de crecer con la situación:

Una de las claves para vencer el sentimiento de culpa en general, no solo la culpa desmedida y tóxica sino la culpa ya sea funcional o no, es enmendar la situación de una u otra manera (En caso de que verdaderamente esa acción u omisión que efectuaste, haya dañado a alguien por supuesto).

¿Cómo podrías enmendarte y crecer en base al error cometido?

Reparando el daño hecho:

Una de las mejores maneras de mermar la culpa es reparando el daño causado, lo cual dependerá de la situación que te haya hecho sentir culpable.

Si has dañado a alguien emocionalmente el primer paso para repararlo sería admitir tu responsabilidad por el daño ocasionado y pedir disculpas. En el mejor de los casos esto traerá una reconciliación y, si esta no es posible de todas formas pedir disculpas sinceras se sentirá como quitarte un peso de tu espalda, te hará sentir mucho mejor... Te liberará de las cadenas de la culpa.

En estos casos no basta con una mera disculpa vana. Tus disculpas han de venir de la mano con el compromiso sincero de no repetir el error y de no volver a dañar de la misma forma a esa persona. Si te disculpas, pero, no procuras enmendarte ni tienes esa intensión, la culpa continuará haciendo estragos contigo.

Enmendarte tras una disculpa implicará con acciones, demostrarle a esa persona o a esas personas que dañaste, que estás dispuesto/a a no repetir el mismo error y, con acciones, con cariño, con compromiso, hacer que esa persona reconozca tu sincero compromiso y no tema que le dañes otra vez (En caso de la anhelada reconciliación, por supuesto).

Enmendarte te ayudará a cerrar el ciclo y a seguir adelante. Así que vale enteramente la pena. Si en adelante eres una persona íntegra, entonces no habrá forma de que la culpa te dañe, y eso será así hasta cuando no te perdonen el daño causado tras tu disculpa.

Por otro lado, enmendarte podría implicar cualquier reparación del daño causado: Monetaria, arreglar lo que dañaste, en caso de que se tratara de un elemento físico, y más... Según lo que hayas hecho, seguramente sabrás o podrás idearte qué puedes hacer para disminuir el daño, siendo que el daño emocional es de los más difíciles de reparar y debes ser consciente de eso. Te tomará tiempo y compromiso si ese es tu caso, como ya lo comenté.

¿Y si te sientes culpable por dañarte o decepcionarte a ti mismo/a? Puede suceder. La solución será la misma: Reparar el daño ocasionado y comprometerte a no comportarte más de la misma forma, cumpliendo en adelante tus promesas hacia ti mismo/a.

Por ejemplo, si te sientes culpable y decepcionado/a de ti por romper tu dieta después de que te propusiste no hacerlo más para por fin alcanzar tu peso ideal. No te bastará con pedirte disculpas ¿Cierto? No será así si sigues comportándote igual una y otra vez y te alejas cada vez más así de tu meta. Pero, mermará la culpa que, en adelante, cumplas con lo que te has propuesto y, no vuelvas a romper tu dieta hasta alcanzar tu peso ideal.

3 Sigue adelante:

Tal vez por una u otra causa, no sea posible que repares literalmente el daño que ocasionaste o que te disculpes ¿Deberás vivir en la culpa desmedida para siempre entonces? No veo en qué puede resultar conveniente eso y sabes que no es conveniente.

Para esos casos lo que recomiendo es que sigas adelante. Lo que hiciste, el error que sea que cometiste y que te hace sentir tanta culpa sucedió en el pasado, y, si no puedes hacer nada por enmendarlo en tu presente al menos no dejes que te impida tener un futuro de bienestar. Proponte seguir adelante y hazlo siendo una persona íntegra, no perfecta, jamás podría recomendar a nadie que aspire la perfección a sabiendas de que no hay ni un ser humano perfecto, pero sí, una persona honesta y de buenas intenciones. Procura no ir en contra de tus valores y cumple lo que prometas, tanto lo que prometas a otros como, las promesas que te hagas.

4 Vence cualquier creencia limitante que te haga sentir culpable:

Si tu culpa desmedida tiene su origen en una creencia como las que he mencionado anteriormente: "Debería ayudar o apoyar siempre a todos los que me rodean", "Debería buscar siempre hacer felices a los demás aunque represente autosacrificio porque eso es agradable ante Dios o porque ese es el deber ser", "Enfadarme es malo, no debería enfadarme por nada de lo que me hagan los demás, la mejor actitud en ese sentido es poner la otra mejilla", o cualquier otra, no te serán de ayuda las otras recomendaciones para que dejes la culpa atrás hasta que, venzas esas creencias limitantes.

Lo primero que tendrías que hacer es identificar las creencias limitantes que te hacen vivir en la culpa desmedida. Lo más probable es que puedas descubrirlas cuando la culpa invada tu mente en forma de pensamientos.

¿Qué piensas recurrentemente cuando te sumes en la culpa?

Con bastante probabilidad, lo que piensas en esos momentos encierra o esconde tus creencias limitantes. Aquellas creencias que te inculcaron en tu crianza, por religión o que, por alguna experiencia o de alguna forma hiciste tuyas, y, que te sumergen en la culpa.

Piensa en este sentido que la realidad es relativa. Lo es porque no siempre percibimos el mundo tal cual es. Un claro ejemplo lo he destacado en este escrito varias veces: La errónea autoimagen que pueden tener las personas con baja autoestima de sí mismas, solo porque su nivel de autoestima es bajo.

Una persona con una imagen distorsionada de sí misma, puede empezar a verse con otros ojos sin cambiar ni un poco, con un poco de autoestima, y eso solo por sanar su autoestima y poder verse como en realidad es, no con la lógica empañada de baja autoestima.

Pero si quieres un ejemplo aún más radical optaré por algunos miedos irracionales. Una persona puede llegar a padecer Xantofobia ¿Qué es esto? Un miedo profundo al color amarillo.

Si tú no padeces Xantofobia temer a un girasol o a un sweater amarillo te ha de parecer lo más ilógico del mundo, pero esa es tu realidad, no la que la persona que padece este miedo, experimenta.

¿Y qué decir de las ilusiones ópticas? Te habrás topado en tu vida con variadas. A lo que quiero llegar es a lo que mencionaba al principio, la realidad puede ser muy relativa. Entonces, siempre es conveniente cuestionársela. NO TODO LO QUE CREES, ES COMO LO CREES.

¿Cuántas ideas poco racionales no te estarán en este momento impidiendo ver la realidad como es? Si nunca te lo has planteado pueden ser muchas.

¿Realmente es tu deber hacer felices a todos a costa de tus necesidades? ¿Realmente es tu deber no enfadarte hagan lo que hagan? ¿Debes realmente poner la otra mejilla si alguien te da una bofetada? ¿Es realmente tú responsabilidad cómo se siente X persona? Tal vez solo te está haciendo creer que es tu responsabilidad para manipularte, hay casos como esos...

Cuestiónate tus creencias limitantes entorno a la culpa y descubrirás que muchas de ellas no tienen que ver con la realidad.

No porque te lo hayan enseñado o inculcado es verídico 1000 por 1000.

Entonces si adviertes una o varias creencias no racionales que además, te estén perjudicando y sumiendo en la culpa lo que deberías hacer es transformarlas.

En el título de este apartado mencioné la palabra vencer, pero, las creencias limitantes se vencen a través de la transformación, porque, intentar luchar contra ellas, reprocharlas cuando aparecen en tu mente, es darles fuerza, no se pueden cambiar de ese modo.

La forma de cambiar una idea limitante, es, convenciendo a tu cerebro de otra cosa, convenciendo a tu cerebro de la realidad de una creencia que contradiga tu creencia limitante y te ayude a dejar esa atrás. Por ejemplo: "Debería hacer felices a todos por sobre mis necesidades", es una creencia que podrías cambiar con un pensamiento que la contradiga como: "Mis necesidades son importantes, necesito, por respeto a mi propia persona, darles prioridad".

¿Cómo podrías convencer a tu cerebro de esta otra creencia, de la creencia que transforme tu creencia limitante y con ella, la forma en que percibes tu realidad?

El condicionamiento mental es la clave, y parte de lograrlo es la repetición.

Elige el pensamiento que quieres inculcarle a tu mente y repítetelo. Repítetelo mentalmente o en voz alta cada vez que un pensamiento sobre tu creencia limitante venga a tu mente, y, todos los días al levantarte e irte a dormir.

¿Por qué este método funciona?

Por la forma en que nuestro cerebro funciona anatómicamente.

La parte subconsciente de nuestro cerebro según la ciencia, tiene la particularidad de no descartar la información que recibe, como sí puede hacerlo la parte lógica.

Por ejemplo, si te dices: Soy un pony rosa, probablemente te dé risa porque tu mente lógica sabe que eres un humano y no un pony rosa, por lógica, por sus características racionales, puede hacer un descarte, pero lo que le dices a tu mente subconsciente, con convencimiento y de forma repetitiva, este no tiene forma de descartarlo y lo concibe como real.

Ya sabes porqué funciona la repetición con tu mente. Repite todos esos buenos pensamientos con los que quieres transformar tu mentalidad, y, esto ayudará a que esa transformación se vuelva una realidad porque, sembrará en tu mente subconsciente ese pensamiento que deseas tener y esto convencerá a tu mente consciente también.

Libérate de la culpa con esta técnica, no la desaproveches.

El miedo tóxico:

Antonio había recibido la oportunidad de su vida. La empresa donde laboraba lo escogió para que realizara un viaje al extranjero a cerrar un importante negocio. Era la oportunidad que estaba esperando no solo por el viaje en sí, ya que siempre quiso conocer Rusia. Sino también porque de cerrar el trato y todo salir bien obtendría un ascenso por el que había estado compitiendo por años.

¿El problema?

Sí, sé que sabías que algo había empañado la buena oportunidad de Antonio y no fue otra cosa que su miedo a volar en avión. Un miedo tan desmedido, que, le provocó un desmayo antes de abordar porque, sí, a sabiendas de todo cuanto tenía por ganar lo intentó, trató de hacerle frente a su miedo, pero, sin herramientas adecuadas no le fue muy bien y al final, no pudo lidiar con ello, hasta una adecuada terapia.

El mayor deseo de Fabiola desde hacía muchos años era formar una familia, casarse, tener un bebé, pero, había desarrollado un miedo patológico que se lo impedía, el miedo a sufrir de nuevo una decepción amorosa después de haber sido abandonada el día de su boda, ya vestida de blanco esperando en el altar... Tal miedo le había impedido por espacio de 7 años, aceptar tan siquiera una cita, sin importar si el que se la proponía le llamara la atención o no.

¿El resultado?

Una enorme frustración que se convirtió en depresión, por lo que tuvo que asistir a terapia.

El factor común en este ejemplo no es otro que el miedo.

Sabes qué es el miedo. Aprendiste a temer a una temprana edad. Al principio no temías a nada. De bebé todo lo que te llamara la atención, lo tocabas o buscabas llevártelo a la boca, aunque se tratara de veneno o, de una serpiente... En su afán por cuidarte, tus padres y adultos a tu alrededor te mostraron qué temer.

"Cuidado con caerte por las escaleras, no bajes corriendo", "Bájate de ahí, vas a caerte", "Si tocas la llama de esa vela te vas a quemar" ¿Te suenan advertencias cómo estás? Así aprendiste a tener miedo.

Creo que estarás de acuerdo con el hecho de que el miedo tiene una fama muy negativa: "Temer es de cobardes o de débiles" "Temer es limitante" ¿Es así siempre? ¿Es el miedo tan negativo?

NO.

Al igual que como sucede con la culpa existe el miedo funcional y, el miedo no funcional.

Cuando el miedo es funcional es positivo porque, su función es la de protegernos (NUESTRA SUPERVIVENCIA).

El ser humano existe y pudo evolucionar gracias al miedo, de lo contrario el hombre primitivo no se habría podido defender de los animales salvajes y los peligros que lo acechaban y nosotros, no existiríamos. Nos habríamos extinguido en algún punto en la prehistoria, como los dodos.

El miedo es una emoción natural, una desagradable, que experimentamos ante un peligro, ya sea real o imaginario. Ante algo que nos parece amenazante...

Ante un peligro real es muy útil porque, activa mecanismos en el cuerpo que nos ayudan a sobrevivir porque nos incitan y facilitan huir o luchar. Claro que muchos se quedan paralizados por el miedo, pero, lo que intenta tu cerebro despertando en ti el miedo es que huyas o que te defiendas lo mejor posible para que puedas sobrevivir al riesgo o amenaza que se avecina.

De allí el porqué de los signos físicos del miedo como, por ejemplo: Los ojos que se expanden: La razón de ser de ese gesto, inherente al miedo es que, de esa forma podemos ver mejor el elemento amenazante y, así podríamos defendernos mejor de él.

El ritmo acelerado del corazón, la sudoración... Esos son signos de que se ha activado en nuestro organismo la adrenalina, y esta lo que busca es que podamos defendernos mejor o huir más efectivamente... Por eso se disparan dosis de adrenalina en nuestro cuerpo cuando estamos asustados.

Si alguien te está atacando o te está acechando un animal salvaje, tu miedo puede ayudarte a sobrevivir... Ante todo peligro real tu miedo puede ayudarte a sobrevivir.

También ayuda a tu supervivencia cuando te ayuda a pensar con lógica por qué no debes lanzarte a ese río infestado de cocodrilos, por mencionar otro ejemplo. Con seguridad, has experimentado el miedo, lo conoces, sabes lo que sucede en tu cuerpo cuando tienes miedo:

Empiezas a sudar de más, tu corazón late aceleradamente, tu respiración se vuelve más rápida, quieres huir... Y, lo cierto es que todos tenemos miedo a algo y no tiene necesariamente que suponer un problema, pero, cuando el miedo no es funcional y afecta la calidad de vida, sí supone un problema.

¿Cuándo el miedo no es favorable ni funcional?

☐ Cuando no hay un peligro real e inminente, pero aun así se presenta un miedo incapacitante o paralizante

☐ Cuando es recurrente (Está presente aunque uno no esté expuesto al causante de ese miedo)

☐ Cuando es ilógico o desproporcionado con el daño que nos podría causar el elemento al que tememos (Temer a una ardilla como si pudiese matarnos, no pudiendo ir al parque por temor a encontrarnos con una ardilla, evitar el contacto humano por temor a los gérmenes)

☐ Cuando afecta nuestra calidad de vida de cualquier manera (Cuando nos privamos de hacer algo que deseamos por miedo, cuando perdemos oportunidades a causa del miedo)...

El miedo no funcional a menudo se transforma en una enorme fobia incapacitante.

Conociendo esto ahora te pregunto ¿Es el miedo no funcional forma parte de tu vida?

Si es así en líneas subsiguientes explicaré como podrías combatirlo, porque, mientras estés sumido/a en el miedo difícilmente puedas desarrollar el poder de confiar en ti y vivir una vida de bienestar. Sigue leyendo:

Los orígenes del miedo tóxico o no funcional:

El miedo no funcional suele devenir o de una creencia limitante que hace que la persona se imagine lo peor ante aquello que considera un gran peligro, o, de un suceso negativo o traumático que se experimentó con el objeto del miedo que se experimenta.

En todo caso si ese miedo nos afecta y limita hay que erradicarlo de nuestra vida.

Acciones claves para dejar el miedo no funcional, atrás:

¿Estás preparado/a para vencer tu miedo no funcional? A continuación, algunas claves muy útiles al respecto:

Acepta tu miedo:

Acepta que tienes miedo y, reconoce exactamente a qué le temes, tómate unos minutos de tu tiempo en analizar tu miedo. Hecho esto reconoce que tu miedo es un problema, que no te suma y que debes erradicar de tu vida.

Es sumamente importante que reconozcas a qué le temes exactamente porque, a sabiendas de a qué le temes podrás hacerle frente. Desconociendo a qué le tienes miedo difícilmente puedas afrontarlo de manera eficaz.

Para ilustrar estas palabras traigo de nuevo a colación el caso del paciente Antonio ¿Recuerdas su historia al principio de este apartado? ¿El hecho de que se perdió una oportunidad laboral muy importante por su temor a volar en aviones?

El caso es que Antonio no temía a los aviones simplemente o, a volar en un avión. Su temor era morir en un avión, que le faltara el combustible o un ala explotara y que el avión se precipitara a tierra a toda velocidad. Es diferente a solo temer al avión o a volar en él ¿Cierto? Analiza a profundidad tu miedo o, cada uno de tus miedos, si es que son varios.

¿Cuánto daño te hace tu miedo?

La motivación será esencial para que logres hacerle frente y combatir tu o tus miedos y poder erradicarlos de tu vida y ¿Qué mejor motivación que ser plenamente consciente del daño que ese o esos miedos particulares te hacen constantemente?

☐ ¿Qué quisieras hacer, pero, no puedes porque ese miedo particular te paraliza y te lo impide?

☐ ¿Emocionalmente cuánto te daña ese miedo particular, qué tanta negatividad te trae, cuánto estrés y ansiedad, cuántos sentimientos negativos?

☐ ¿Qué cosas positivas traería a tu vida el que vencieras ese miedo particular?

Respondiendo estas preguntas encontrarás la motivación necesaria para enfrentarte a tus miedos.

Cuando el miedo es irracional:

Un temor irracional y desproporcionado viene de una idea irracional y desproporcionada que debes asumir con más lógica, lo que disminuirá tu miedo.

Temes porque estás convencido/a de que puede pasarte algo terrible debido al objeto de tu miedo, aunque no sea cierto.

Para la mayoría de las personas una ardilla es tierna, pero, si tú estás convencido/a de que puede atacarte y roerte con sus dientes hasta hacerte muchísimo daño, le temerás.

Convéncete de lo contrario usando tu lógica para contradecir tu miedo. Y no solo tu lógica, investiga, busca pruebas científicas o referencias que refuten tu miedo. Por ejemplo, en el caso de la ardilla investiga cuántas muertes hay registradas en el mundo por el ataque de una ardilla. Pregúntate ¿A cuántas personas has visto ser atacadas por una ardilla? ¿Hay pruebas científicas que expliquen por qué una ardilla podría atacar a una persona? Pregúntate qué tanta posibilidad tendría de matarte un animal tan pequeño.

Por supuesto este es solo un ejemplo. Para tu miedo particular hazte preguntas similares a las anteriores e investiga, busca pruebas sobre tu miedo irracional, con qué frecuencia se presenta si es que lo hace y plantéate ¿Qué tan lógico es temerle a lo que le temes? ¿Realmente eso a lo que le temes es tan dañino?

Haz también una comparación entre lo que temes y lo que te afecta temerle ¿Qué te termina afectando más? Seguramente será tu miedo, que te privará de muchas experiencias y bienestar.

Ante lo peor que pueda pasar ¿Qué podrías hacer al respecto?

Querer evitar las situaciones que te producen un miedo paralizante es natural a sabiendas de lo que experimentas cuando estás ante tales situaciones. No es para nada agradable la sensación, la angustia, el corazón latiendo acelerado, a veces la respiración se torna difícil... Pero, pensar en cómo podrías actuar convenientemente si estuvieses encarando tu miedo puede ayudarte a disminuirlo.

Quizás esta técnica no funcione para todo tipo de miedo pues, si a lo que temes es a que mientras estés volando en un avión este se precipite a tierra, no habría mucho qué podrías hacer en ese momento salvo mantener la calma y esperar a que el piloto y el personal, puedan resolver la situación, pero, para muchos miedos específicos si funcionaría.

Te estarías preparando de antemano para afrontar la situación y eso puede ayudar mucho o, quizás, cuando te plantees el peor escenario posible ante tu miedo para pensar en cómo podrías actuar, descubras que no es nada lógico que suceda y así, tu miedo también mermará.

Por mencionar algunos ejemplos, supongamos que te causa un temor paralizante hablar en público y, que entre tu escenario más catastrófico en esa situación está el hecho de que se te olvide lo que tenías que decir y quedarte en silencio ¿Qué podrías hacer?

Habría medidas que podrías tomar para evitar que ese escenario ocurriera, como practicar muchísimo, hasta estar seguro/a de que el discurso te salga natural y de que sería prácticamente imposible que lo olvidaras, pero, también podrías tomar medidas por si acaso, como, usar material de apoyo para que, puedas apoyarte lo más disimuladamente posible leyéndolo en caso de que se te olvide algo y te quedes paralizado/a.

Si tu temor paralizante es a la oscuridad y el peor escenario, quedarte completamente a oscuras en casa y con el celular descargado en la noche, podrías comprar lámparas de pila y tenerlas a mano mientras, vences esa fobia paralizante. Así, ante el peor escenario de tu miedo estarías preparado/a.

Solo son ejemplos. Lo que debes hacer con tu miedo particular es, plantearte los peores escenarios que podrías vivir con tu miedo y, alternativas para actuar ante los mismos o evitarlos.

Si es posible plantéate más de una alternativa. Podrías incluso involucrar a tus seres queridos para que te den ideas. Mientras más alternativas tengas, más confiado/a te sentirás y el miedo se hará más pequeño.

La acción. Haz lo que te da miedo (Empieza poco a poco):

La reacción más humana ante el miedo es querer evitarlo, pero, sucede con los miedos lo mismo que con los problemas en general. Evitarlos no los soluciona, e incluso, suele hacerlos más grandes. Por eso otra de las formas efectivas de vencer el miedo (Y no es opcional), es que actúes, que hagas lo que te da miedo, a pesar del miedo, que te enfrentes a tu miedo…

¿Suena aterrador cierto?

Pero, exponerte a tu miedo es la forma más efectiva de darte cuenta que no hay nada que temer o de que al menos, lo que temes es realmente desproporcionado. Además de que, solo el hecho de actuar nos brinda un poco más de valentía, solo con actuar el miedo cede un poco y lo digo por experiencia propia y, porque he sido testigo de eso innumerables veces con mis pacientes. El miedo va cediendo más en el transcurso del tiempo, mientras más te expongas a tu miedo porque, esta es una técnica gradual. Será contraproducente si tratas de enfrentarte con tu peor escenario de buenas a primeras y, no funcionará para tu propósito de vencer el miedo.

La forma correcta de llevar a cabo esta técnica para vencer el miedo es empezar pequeño y, gradualmente aumentar el grado de intensidad con la experiencia.

Supongamos que tu temor paralizante es morir por atropellamiento y que, tal miedo te impide salir a la calle. Exponerte a tu temor ayudará, pero, posiblemente no lo haga si intentas como primera prueba de exposición hacia tu miedo caminar por una carretera muy transitada.

Forzándote demasiado no me sorprendería que hasta sufrieras un desmayo. Lo correcto sería comenzar caminando por una calle donde el tránsito sea nulo, para luego hacerlo por un lugar un poco más transitado y la prueba final si podría tratarse de una carretera muy transitada.

Plantéate formas de exponerte a tu o tus miedos particulares gradualmente y, llévalas a cabo.

Si tu miedo recae en la ignorancia, combátela:

Muchas veces tememos porque ignoramos. Si descubres que es tu caso contra la ignorancia: Aprende.

Pregúntate ¿Qué tendría que saber para que mi miedo se haga más pequeño? Y, procura investigar todas tus dudas. Hoy por hoy el internet es una herramienta muy útil que puede ayudarte a descubrir y aprender lo que quieras y, si esto ayuda a mermar tu miedo, no puedes desaprovecharlo ¿Cierto?

La visualización. Una técnica poderosísima:

Tan efectiva es la técnica de la visualización que estoy seguro de que, hablaré en más de una ocasión sobre ella en el desarrollo de este escrito.

¿Cómo puede ayudarte a superar tus miedos?

Lo que tendrías que hacer es imaginar que, actúas de forma asertiva y, que todo te va bien mientras te enfrentas o experimentas una situación que te da miedo. La idea es que te visualices enfrentando tu miedo como si no tuvieras miedo.

Me explico con un ejemplo: Supongamos que temes hablar en público. Aplicando esta técnica lo que tendrías que hacer es visualizarte dando el mejor de los discursos, actuando como el mejor o la mejor oradora, dando un discurso fluido, respondiendo las preguntas que te haga tu público, recibiendo aplausos y ovaciones...

¿Por qué funcionaría esto? ¿Por qué te ayudaría a mermar tu miedo?

Sucede que el cerebro, en su parte subconsciente no es capaz de diferenciar aquello que te imaginas o visualizas de, lo que es real, por lo que concebirá o interpretará como real, lo que te imagines (Esto ha sido avalado por la ciencia en variedad de ocasiones).

En ese sentido, trasladándonos al ejemplo anterior, disminuirá o desaparecerá tu miedo a dar un discurso si te visualizas actuando como un gran orador/a y, el mejor de los escenarios de tu persona, porque tu cerebro se convencerá de que puedes hacerlo bien, de hecho, se convencerá de que ya has hecho tu discurso y salió bien, entonces se concebirá capaz de que lo vuelvas a hacer y así, cuando vayas a enfrentarte a tu miedo realmente, a dar tu discurso, sentirás mucha más confianza y así, sin estar cegado/a o limitado/a por el miedo, darás tu discurso de forma más fluida con seguridad, sin tantos nervios o sin nervios ni miedo. De este modo será con todos los miedos que combatas por intermedio de esta técnica.

Realmente es poderosa, puedes convencer a tu mente de cualquier cosa con ella al punto de que en Harvard comprobaron que, solo con visualizarse tocando el piano en lugar de practicar con el piano, los sujetos de prueba de un estudio se aprendieron una melodía tan efectivamente como si la hubiesen practicado a diario.

Aplica esta poderosa técnica contra tus miedos, es muy sencilla de llevar a cabo, tan solo necesitarías disponer de unos minutos al día (Cada día, hay que ser constante) para ejecutarla en un lugar apartado y tranquilo donde puedas cerrar los ojos y empezar a controlar tu respiración para estar lo más relajado/a posible.

Cuando te sientas relajado/a puedes darle rienda suelta a tu imaginación. Trata de visualizarte ante uno de tus miedos, sin tener miedo, sonriendo, desenvolviéndote maravillosamente, de la forma más vívida posible. Sumérgete en tu imaginación en ese sentido al punto de experimentar emociones. Deberías sentirte tranquilo/a y hasta feliz mientras te visualizas sin tu miedo paralizante.

Si logras convencer a tu cerebro habrás ganado la batalla.

La ansiedad no funcional:

Carlos me hablaba de su angustia perenne. A continuación, mencionaré sus palabras, aunque puede que no sean literalmente las que él utilizó pues estoy apelando solo a mis recuerdos: *"Me siento angustiado todos los días y sin una razón aparente. Duermo pocas horas y me despierto a mitad de la noche con el corazón acelerado, me concentro muy poco, si quiero leer una revista, el periódico, etc, a tan solo unas líneas mi mente empieza a enfocarse en pensamientos negativos. Ya no sé qué hacer, no sé qué está mal".*

Otro ejemplo la historia de Sofía, que comenzó terapia después de un episodio de ansiedad. Según su historia ella iba de regreso al edificio donde trabajaba como ingeniera en sistemas, después de salir un momento para comprar un café. Estaba tranquila, en su mente, mientras caminaba, pensaba en el trabajo que tenía que terminar ese día. No era algo que le angustiara particularmente, se trataba de su trabajo habitual. Pero, de pronto se cruzó con una joven que llevaba del brazo a un anciano que evidentemente tenía problemas para andar. Entonces recordó a su abuelo, quien la crió, el que hacía un año no veía después de que se mudó a la capital por su trabajo. No recuerda si sintió culpa en ese instante, solo que empezó a tener problemas para respirar y que su visión se tornó borrosa. El ritmo de su corazón se aceleró y un dolor en el pecho le alarmó pues, estaba segura de que tendría un infarto. Recuerda que transeúntes la rodearon, y nada más hasta despertar en una camilla de hospital.

Los dos casos anteriores reflejan las caras de la ansiedad.

Después de hablar de la culpa y el miedo, por último, tenemos la ansiedad. Al igual que como la culpa y como el miedo, como creo que supondrás, existe la ansiedad funcional y la no funcional.

¿Cuándo es funcional?

En este sentido hay que comprender que la ansiedad es muy parecida al miedo y lo puede acompañar incluso, porque, la ansiedad forma parte de los mecanismos de defensa de nuestro organismo para procurar nuestra supervivencia. Si tienes miedo, se activará la ansiedad en tu cuerpo, si estás ante un peligro inminente, también lo hará, y todo con la intensión de que puedas prevenir el peligro, o bien, huir o luchar. Usualmente trata de que prevengas, de que evites una situación futura que te pueda causar un daño.

Sabes que tienes ansiedad por los síntomas que se despiertan en tu cuerpo cuando la experimentas: Angustia, ritmo cardíaco acelerado, sudoración excesiva, ojos que se expanden... Al igual que como el miedo, todos estos signos aparecen para ayudarte a sobrevivir. Ante un peligro real y próximo son muy efectivos. Sucede que la ansiedad no es funcional cuando no hay un peligro inminente o real, pero aun así, se activa este mecanismo de defensa cuya característica principal es hacer que la persona que la experimenta, viva una angustia constante, pues, la ansiedad hace que la persona se enfoque y preocupe por un evento futuro que le angustia tener que experimentar.

Con frecuencia la ansiedad desencadena un ataque de ansiedad, un episodio en el que la ansiedad es tal que el cuerpo colapsa ante sus signos. Siendo tan terrible esto que muchos de los que lo experimentan creen que están por sufrir un ataque al corazón.

Indudablemente vivir en la ansiedad no funcional es vivir en la negatividad y el miedo constantes, en el estrés constante. Con una preocupación que no parece tener fin pero que crece en momentos de estrés. Nadie puede tener calidad de vida si vive angustiado todo el tiempo.

¿La ansiedad no funcional es un problema en tu vida? Probablemente lo has descubierto tras leer sus características. Y es que, hoy en día es un problema bastante común vivir en ansiedad.

En breve te hablaré sobre formas en las que podrá combatirla.

Los orígenes de la ansiedad no funcional:

La ansiedad no funcional puede desencadenarse en una persona por alguna experiencia negativa y traumática vivida, por creencias limitantes, por vivir en demasiado estrés, y hasta por razones genéticas pues, la ansiedad no funcional puede adquirir la forma de un trastorno de ansiedad, que, puede ser hereditario. Pero, independientemente de donde surgió, el hecho es que la ansiedad no funcional se origina por la forma en que se entienden y gestionan las emociones.

Una persona que vive en ansiedad no funcional, en una preocupación constante, no sabe gestionar o controlar correctamente sus emociones, y, en ese sentido permite que las emociones negativas se apoderen de su mente y de su vida. Es por eso que parte del camino para liberarse de la ansiedad no funcional es aprender a tomar el control y no cedérselo a las emociones negativas.

Acciones claves para dejar la ansiedad atrás:

Disminuye o erradica tu ansiedad con estas preguntas que te ayudarán a pensar de forma más lógica la situación:

La ansiedad no funcional te hace tener una percepción catastrófica de tu futuro, preocuparte por eventos catastróficos irracionales, es decir, que tienen poca probabilidad de suceder, o, en el caso de que sucedan, no serán tan terribles como en tu mente porque, todo es más terrible en nuestra imaginación cuando le damos rienda suelta hacia lo negativo.

Responderte preguntas como las siguientes te ayudará a pensar en tu futuro, en lo que podría pasar, en lo que te causa angustia, de manera más lógica y racional, y en el proceso, muy probablemente te convenzas de que, no hay nada que temer, de que no hay nada por lo que angustiarse en exceso y, la ansiedad disminuirá o desaparecerá.

Las preguntas:

¿Qué es lo peor que puede pasar?

Esta pregunta probablemente te sea sencilla de responder porque, en tu ansiedad no pararás de pensar en lo peor que podría suceder. Para cada escenario catastrófico que te plantees, responde las preguntas siguientes.

¿Es lógico eso que piensas que puede pasar?

En la mayoría de las ocasiones, el o los escenarios más terribles que nos planteamos que podrían suceder, son ilógicos o poco probables.

Supongamos que te aterra hablar en público y, una de las razones, uno de los escenarios más terribles que te planteas es que se suelte la hebilla de tu correa y se te bajen los pantalones o la falda delante de toda esa gente... Un bochorno que difícilmente olvidarás...

¿Es lógico que suceda?

Podrías suceder, no lo niego, pero es muy poco probable. Solo tendrías que cuidarte de no usar ropa demasiado holgada y listo, las probabilidades de que te suceda lo que temes serán de 0%.

Para responderte esta pregunta puedes apoyarte en la investigación: Busca pruebas científicas o referencias que avalen la probabilidad de que lo que temes que pase, suceda. En la mayoría de los casos descubrirás que tu temor es desproporcionado.

¿Importará del presente a 5 años?

Supongamos que eso terrible que temías que sucediera, pasó. Supongamos que hablando en público se te soltó la hebilla de la correa, se te bajó por un instante el pantalón o la falda y todos se rieron, o bien, supongamos que por fin trataste de socializar y te fue terrible, que no pudiste en ningún momento, seguir en hilo de una conversación, o bien, supongamos que lo intentaste y fallaste.

¿Las consecuencias de ese suceso terrible seguirán siendo terribles en 5 años? Es poco probable.

Analiza cuán probable es y estoy seguro de que no importará ya. Aquellas personas con las que fuiste terrible socializando no lo recordarán o a ti ya no te afectará, los que presenciaron tu desastre en el discurso, lo recordarán probablemente, pero, por el paso del tiempo su mente no estará enfocada en eso, seguro ya tienen otras cosas a las que prestarle atención... Tu fallo de hacía 5 años no puede ser tan importante si seguiste con tu vida, luchando otras batallas y adquiriendo otros logros pues, la vida es eso, fallar, caer, levantarse, seguir, lograrlo...

¿Por qué preocuparse en exceso por algo que en 5 años no tendrá mucha importancia? Piénsalo.

¿Qué aprenderías si no salieran las cosas como esperas?

Siendo que la mejor actitud ante la vida es concebir los problemas o lo negativo como una oportunidad de aprendizaje plantéate ¿Qué aprenderías si eso que te angustia sucede, si no salen las cosas bien?

El aprendizaje valioso que obtienes de una situación negativa te acompaña toda la vida y, te ayuda a afrontar mejor, otras situaciones en el futuro. Por eso lo negativo nunca es 100% negativo y es importante que lo tengas presente.

Si pudiste aprender algo positivo de eso, ya no puedes concebirlo tan negativo.

¿Cuál es el mejor escenario de lo que puede ocurrir?

Ahora dale la vuelta a lo que te preocupa y trata de imaginar no el peor escenario que podría suceder cuando te enfrentes a la situación que te angustia, sino el mejor…

¿Qué pasaría si das un discurso tan maravilloso que te catapulta a convertirte en un orador u oradora reconocido/a? ¿No sería increíble? ¿Y si en lugar de ser terrible socializando, socializas tan bien que conoces amigos para toda la vida o hasta la pareja que habías estado esperando? ¿Y si en lugar de fallar, lo logras?

Pensar en esto te ayudará a motivarte a enfrentarte a eso que tanto temes.

Enfócate en el presente para disminuir el nivel de ansiedad:

La ansiedad no funcional hace que quien la padece, no pueda concentrarse plenamente en el presente, distraído en un futuro terrible que podría suceder, o no. Por eso enfocarse en el presente es una estrategia efectiva para mermar el poder de la ansiedad, te ayudará a alejarla de tu mente y así, sus efectos en tu cuerpo también desaparecerán.

A continuación, algunos consejos para que puedas concentrarte en tu presente cuando algún pensamiento angustiante, aparezca:

En primer lugar: NO TRATES DE LUCHAR CONTRA ESE PENSAMIENTO. Lo que debes hacer es como comenté, poner el foco de tu atención en otra cosa, en algo de tu presente.

Elige rápidamente algo qué hacer: Desde ordenar tu habitación, darte un baño o hasta dar un paseo. Proponte centrar tu atención en eso que decidiste hacer y en nada más.

Busca elementos que puedas percibir con tus sentidos mientras te concentras. Si eliges tomar un baño, cierra los ojos y siente el agua acariciar tu cuerpo, piensa en la sensación, en el frío o en el calor. Aplícate shampo y concéntrate en el olor, en el tacto de la espuma…

Si te distraes solo regresa tu concentración en lo que estés haciendo…

Con bastante probabilidad, cuando termines la actividad que decidiste hacer, tu ansiedad se habrá calmado.

Esta técnica funciona también con el miedo porque recuerda que el miedo y la ansiedad, no son lo mismo, pero, tienen el mismo propósito y van de la mano.

Respiración controlada:

A mis pacientes que sufren ataques de ansiedad siempre les recomiendo lo mismo: La respiración controlada.

Hiperventilar es de los signos más básicos de la aparición de la ansiedad. Cuando se activa la alerta de peligro en tu organismo, cuando se activa la ansiedad, tu respiración se vuelve más rápida, como he comentado ya. Eso aumenta el nerviosismo, por eso, respirar controlada y pausadamente ayuda a que el cuerpo y luego la mente, se relajen.

Cuando hiperventilas se acelera el ritmo de tu corazón, controlar la respiración normalizará tu pulso. Te tranquilizará...

Estoy seguro que has experimentado los efectos tranquilizantes de controlar la respiración alguna vez. Al estar nervioso/a por alguna situación y, tomar una bocanada de aire profunda te calmas un poco, la tensión merma un poco... Si nunca has experimentado que esto sucede es hora de que lo hagas para controlar tu ansiedad. Haz la prueba la siguiente vez que sientas nervios y sentirás el alivio, aunque, para calmar tu ansiedad en seguida explicaré como debes proceder.

Ante la aparición de la ansiedad, ya sea por una angustia constante o por un ataque de ansiedad en regla procede de la forma siguiente:

Toma una bocanada de aire profunda, inhalando por la nariz. Retén el aire mientras cuentas hasta 5 mentalmente para después, soltar el aire retenido por la boca lentamente, contar hasta 5 y repetir.

No hay un número específico de respiraciones de este tipo que debas hacer, tan solo repite el proceso hasta sentirte en calma.

Puede parecer algo muy sencillo, pero, la ciencia ha avalado la técnica de la respiración profunda como un mecanismo útil contra el estrés y, en psicología y psicoterapia esta es una técnica muy recomendada y aplicada. Encarecidamente te la recomiendo.

Muy interesante me pareció un estudio publicado por la revista Frontiers in Psychology, en el cual se demostró que tras sesiones de respiración profunda (20 sesiones en total se realizaron), los sujetos de prueba del estudio mostraron signos más bajos de cortisol en su organismo. De allí, un claro porqué de la efectividad de la técnica de la respiración controlada.

Para quienes no conocen qué es el cortisol, aunque es algo que dudo porque se trata de un tema de conocimiento general. Es una hormona conocida comúnmente como la hormona del estrés, pues, no solo se presenta cuando hay niveles de estrés en el cuerpo, sino que es responsable precisamente de experimentar el malestar del estrés. A bajos signos de esta hormona = Mayor bienestar.

La cuenta regresiva:

Durante un ataque de ansiedad en regla es difícil concentrarse o calmarse. Da miedo, pero, puedes tomar el control, debes tomar el control... Una de las formas es con la respiración controlada que expliqué en el apartado anterior, pero también puedes apoyarte de esta simple técnica. Cierra los ojos e inicia una cuenta regresiva. Tan solo cuenta de 30 en retroceso, de 40 en retroceso... Desde el número tope que prefieras, hasta 0. Hazlo mentalmente o en voz alta, como desees, pero, concéntrate en ese instante solo en contar. Al culminar tu ansiedad habrá disminuido.

Esta es una técnica que funciona porque ayuda a quitar el foco de atención en el ataque que se está sufriendo y, porque los números no los asociarás con nada negativo mientras cuentas hacia atrás con la intensión de recuperar tu calma.

La técnica de la visualización:

Ya bien comentaba en líneas anteriores que la técnica de la visualización la mencionaría en varias ocasiones durante este escrito porque se trata de una técnica muy versátil, que, funciona para variedad de propósitos de superación personal. Pues, así como funciona para disminuir en miedo, esta técnica es útil para disminuir la ansiedad.

Lo que yo te recomiendo es que contradigas ese escenario catastrófico que te estés imaginando, con el cual tu angustia esté creciendo, imaginando o creando imágenes mentales en tu mente sobre el mejor de los escenarios de eso que te angustia.

Como tu mente se cree real lo que imaginas, al crearte imágenes mentales del mejor escenario que puede suceder, en lugar del peor, entonces las alarmas de la ansiedad se apagarán y volverás a estar en calma.

Practica actividades relajantes diariamente:

Justo lo contrario de la ansiedad es la relajación. Por eso, para ayudarte a liberarte de la ansiedad debes a diario practicar actividades relajantes. Son muchas las que puedes escoger y, no importa cual escojas siempre y cuando te tomes unos minutos diarios para liberarte de la tensión y el estrés.

A continuación algunas recomendaciones de actividades relajantes que podrías elegir:

- El ejercicio (No necesitas ejercitarte en exceso, basta con ejercicio moderado)
- La meditación
- Paseos al aire libre
- Disciplinas como el yoga o el pilates
- Musicoterapia
- Pintar

EL TORMENTO DEL PENSAMIENTO EXCESIVO, ¿CÓMO CONTROLARLO?

"Ya ni siquiera duermo"*, me decía desesperada mi paciente Fátima, víctima del pensamiento excesivo. No podía evitar por las noches pensar en lo terrible que podría ser para ella el día siguiente, en lo peor que podría pasar...

Un nivel bajo de autoestima, pobre autoconfianza, estar sumidos en la culpa, la ansiedad o la negatividad general, como consecuencia suele traer un tormento más, el tormento del pensamiento excesivo.

Se convierte en un tormento pensar demasiado cuando es imposible centrarse en el presente, o, ser un poco optimistas siquiera porque a la mente llegan un sinfín de pensamientos negativos o fatalistas y, no quieren abandonarla.

El pensamiento excesivo implica ser invadidos por pensamientos que no queremos, por pensamientos que nos hacen preocuparnos, que activan nuestros mecanismos de defensa, el miedo, la ansiedad, intentar combatir esos pensamientos y fallar.

Trae consigo el pensamiento excesivo, insomnio, signos de ansiedad, limita a las personas a la hora de realizar sus actividades o de atreverse a ir a por una meta... Es un verdadero obstáculo a enfrentar.

Si no aprendes a hacerle frente al pensamiento excesivo, no podrás centrarte en tu propósito de desarrollar el poder de creer en ti.

¿Qué hacer?

Conviértete en portero/a de tu mente:

Es el mejor consejo que al respecto, te puedo otorgar.

Aunque si no haces nada al respecto le cedes el control de ti mismo/a a tu mente, el hecho es que solo tú eres responsable de lo que crece en ella. Al final tú tienes el control. Toma ese control a tu favor.

Piensa en tus pensamientos como una semilla y ahora piensa que en tu mente hay dos tipos de semillas, la de los buenos pensamientos y la de los pensamientos negativos. Visto de esta forma, considero que es sencillo entender que germinará y crecerá la semilla de tu mente a la que le brindes más atención y cuidados.

Si no haces nada por frenar pensamientos negativos serán estos los que invadan tu mente, alentarán la semilla de pensamientos negativos y crecerá una planta de negatividad difícil de combatir.

Para evitar esto debes actuar como el portero o la portera de tu mente: SOLO DALE PERMISO DE PASAR Y PERMANECER EN TU MENTE A PENSAMIENTOS POSITIVOS.

El hecho es que los pensamientos negativos invadirán tu mente por una causa u otra. Es imposible que un pensamiento negativo no se nos pase por la mente de vez en cuando, a las personas optimistas, pensamientos negativos llegan a su mente también, lo que sucede es que no les dan el permiso de permanecer. Solo le dan ese permiso a los pensamientos positivos y optimistas que las caracterizan.

Cuando un pensamiento negativo llegue a tu mente tú lo que no debes es de alentarlo, prestarle atención, y así, ese pensamiento acabará por perderse. Lo contrario con pensamientos positivos. A esos sí aliéntalos tanto como desees para que en tu mente permanezcan y te colmen de autoestima, optimismo y una mejor actitud.

¿Qué es difícil solo decidir no prestarle atención a un pensamiento?

Tú enfócate en tu presente, disponte a realizar cualquier actividad que te distraiga cada vez que un pensamiento negativo invada tu mente, si ya estás en cama, dispuesto/a a dormir, levántate y prepárate un te, lee algo, lo que sea… No te permitas darle vuelta al pensamiento que invade tu mente, si te quedas en cama sin distraerte con nada lo harás, y, así lo fortalecerás que es precisamente lo que debes evitar.

Mientras menos atención le prestes a un tipo de pensamiento, este se hará más débil hasta desaparecer, así que sé constante. No le des poder a ningún pensamiento negativo, siempre combátelo centrando tu atención en otra cosa.

DEJANDO ATRÁS LA NEGATIVIDAD

Si preguntabas a Hugo cómo había amanecido, cualquier día de su vida, te contestaba: "Más o menos", si le llegabas con una noticia positiva, por ejemplo, "Mi hija se graduó de periodista", te felicitaba, pero luego te advertía sobre lo negativo de ejercer tal profesión, si le señalabas que el día estaba precioso comenzaba a hablar de la inflación, de la delincuencia, de la guerra en el mundo, del fin del mundo según la Biblia, en fin...

El mundo de Hugo era oscuro y negativo, peligroso, triste, desesperanzador... Fue cuando perdió hasta las ganas de vivir que decidió probar con terapia, y, a pasos cortos, logró tener una visión más positiva de la vida, aunque aún le cuesta.

Ni autoestima, ni autoconfianza, ni bienestar en ningún sentido, ni metas... Todas las puertas estarán cerradas a lo positivo en tu vida mientras estés sumergido/a en la negatividad, mientras alientes los pensamientos negativos que lleguen a tu mente y los dejes que te hundan en emociones negativas, en angustia, en miedo, en pesimismo, en frustración, mientras vivas quejándote, mientras tu percepción de la realidad no mejore tan siquiera un poco, mientras no puedas ver que a pesar de lo malo o lo injusto, hay que agradecer la vida, hay mucho por lo que disfrutar de la vida, motivos para reír...

Por todo esto me pareció necesario un apartado en este escrito destinado a apoyarte en alejar de tu vida toda negatividad, a continuación, algunas técnicas y recomendaciones:

Las personas negativas
están mejor en la distancia:

Lo que está verdaderamente mal con las personas negativas es que no solo llenan su mundo de negatividad, sino también, el de los demás, y, esto pasa porque la negatividad es contagiosa (Existe lo que se llama el contagio emocional negativo, y, los seres humanos lo experimentamos, es decir, si alguien cercano experimenta emociones negativas nosotros también las experimentaremos con bastante probabilidad), el pesimismo es contagioso... Si pasas tu tiempo entre personas pesimistas, empiezas tú también a contagiarte de todo su pesimismo y su visión fatalista de la vida y, por eso es que mientras pases tiempo con personas pesimistas estarás atrapado en su mundo de oscuridad.

Mi recomendación al respecto es que te alejes de las personas negativas y pesimistas, sobre todo mientras trabajas en mejorar tu autoestima, en gestionar mejor tus emociones, en controlar mejor los pensamientos que llegan a tu mente para impedirte darle cabida a los pensamientos más negativos... Hasta fortalecerte internamente al menos porque, sin herramientas para combatir la negatividad que estás personas te arrojen con sus opiniones, con sus comentarios... Entonces te sumirás en sus sentimientos negativos, en su estado de ánimo, en su pesimismo y negatividad.

Lo mejor sería compartir el menor tiempo posible con personas muy negativas. No sería necesario alejarlas en su totalidad, sacarlas de tu vida, pero al menos eso, pasar el menor tiempo posible con ellas y, de ser posible elegir pasar tiempo con personas positivas, optimistas, alegres, porque todo ese entusiasmo y optimismo también se contagian afortunadamente.

De quejarte, solo lo justo:

Recuerdo haber leído cierta vez una historia de reflexión sobre una mujer que no paraba de quejarse con su esposo por lo terrible que la nueva vecina lavaba. Desde la vitrina de su ventana la observaba tender sábanas blancas que quedaban de un color amarillento debido al mal lavado. Y el esposo la escuchaba quejarse y quejarse de eso hasta que un día ella sorprendida le dijo, "Al fin la vecina aprendió a lavar, las sábanas están blanquísimas", y resultó que el marido se había levantado más temprano para limpiar los vidrios de su ventana.

Aquellas sábanas nunca estuvieron mal lavadas, sucede que la mujer las veía desde una ventana empañada.

Yo creo que esta historia representa muy bien el hecho de que las quejas solo desvían nuestra atención de lo que verdaderamente es importante, aunque, quejarse no es del todo negativo porque, yo mismo he sentido su poder liberador en alguna que otra ocasión.

Cierto que quejarse brinda un poco de satisfacción, permite cierto desahogo en situaciones específicas que nos producen malestar. Después de haber tenido que soportar el trato grosero de tu suegra, quejarte con algún amigo te puede hacer sentir mejor, o, luego de haber tenido que soportar esa tediosa reunión de trabajo de 4 horas donde no te ofrecieron ni un vaso de agua, es bastante razonable, pero, no ganas nada cuando quejarse se vuelve un hábito o, casi un estilo de vida, absolutamente nada ganas con la actitud de quejarte por todo y sí, pierdes muchísimo.

¿Por qué pierdes? Por toda esa negatividad que esta actitud trae en tu vida. Cuando te quejas estás decidiendo abrazar la negatividad, te anclas a ella.

¿No te has dado cuenta de que cuando te quejas posteriormente sientes la necesidad de seguirte quejando?

El mal hábito de quejarse surge porque después de una queja el cerebro se prepara para seguir actuando de la misma forma así que, te prepara para seguirte quejando. Y es cierto que si buscamos motivos para quejarnos encontraremos muchísimos y así nunca podremos parar, pero, mientras lo hacemos, mientras solo encontramos motivos para quejarnos y quejarnos nos perdemos la oportunidad de disfrutar de buenos momentos o de buscar soluciones.

Por mencionar un ejemplo, imagina que planificaste con tus hijos y pareja un hermoso día de picnic, solo para despertar el día esperado y darte cuenta de que está lloviendo a cántaros.

¿Habrá motivos para quejarte de ello? Muchísimos, pero, ninguna de tus quejas cambiará el curso del clima.

Ante este tipo de situaciones tendrás dos opciones, quejarte y colmarte de negatividad, o, aceptar la situación y tratar de encontrar algo positivo de ella o bien, una solución en caso de que se trate de algo distinto al clima y que se pueda controlar. ENCARECIDAMENTE TE RECOMIENDO LA SEGUNDA OPCIÓN POR SUPUESTO.

En el caso hipotético que planteé antes, cierto que ya tu día de picnic estaría arruinado, pero ¿Por qué no jugar con la lluvia junto a tus hijos? O ¿Qué tal si aprovechan el día para ver películas acurrucados juntos tomando chocolate caliente? No tendrías porqué opacar el día porque las cosas no salieron como esperabas, pero, lo harás si prefieres quejarte y tomar una actitud de víctima en lugar de buscar una solución o, un lado positivo.

Quejándote das cabida a que pensamientos negativos te invadan y que a raíz de ello, emociones negativas te invadan, las quejas aumentan el nivel de cortisol o la hormona del estrés en el organismo.

¿Vas a preferir vivir estresado?

Yo creo que no, que entiendes ahora por qué no te conviene quejarte. Entonces deja de quejarte por todo, proponte dejar de quejarte por todo, respira ante situaciones que te estresen y te hagan querer quejarte, muérdete la lengua si es necesario, cuando estés a punto de quejarte y, en su lugar, usa todo el tiempo que perderías con tus quejas para buscar soluciones o idea algo positivo.

Poco a poco si tomas esta actitud irás dejando el hábito de quejarte atrás.

Afirmaciones positivas:

Las afirmaciones positivas constituyen una conveniente técnica de condicionamiento mental como algunas otras, por ejemplo la visualización.

TU MENTE ES CAPAZ DE LLENARSE DE POSITIVISMO POR MEDIO DE AFIRMACIONES POSITIVAS PORQUE LAS CONCIBE COMO REALES. No puede separarlas de algo ficticio, al menos no tu mente subconsciente, entonces, todo lo positivo que afirmes, en tu memoria será concebido como que es la realidad y así, puedes ayudarte a mejorar tu estado de ánimo, autoestima, confianza y llenarte de toda la positividad que quieras. A convencer a tu mente de todo cuanto te convenga.

Mi recomendación es que escribas una lista de afirmaciones positivas, y, que las repitas a diario en la mañana, cuando te mires al espejo después de levantarte, y, en la noche antes de ir a dormir. Si haces de este un hábito difícilmente caerás ante la negatividad.

Ejemplo de afirmaciones a las que puedes recurrir:

- ☐ Soy una persona bendecida

- ☐ Soy una persona maravillosa

- ☐ Solo me deparan cosas buenas en este día

- ☐ Todo saldrá maravilloso el día de hoy.

- ☐ Soy del tamaño de cualquier situación que se me presente

Ríe. La vida es muy corta para no tomársela con humor:

Si lo contrario del pesimismo y lo negativo es la alegría, es entendible que una forma de combatir la negatividad de la vida sea precisamente la risa, la risoterapia.

¿Qué es la risoterapia?

Que dediques horas de tu vida a reír, que te olvides unos minutos de tus días, de cualquier problema, de cualquier angustia, con la risa, con el humor...

Mientras te haga reír, cualquier actividad puede servirte de risoterapia: Un maratón de películas de comedia, una reunión con tus amistades más ocurrentes y graciosas, escuchar chistes, ver videos de caídas...

Necesitamos nuestra risa, procura la tuya en pro de tu bienestar y de alejar toda negatividad... La vida nunca es sombría cuando nos estamos riendo.

Descansa de las noticias matutinas que te colman de negatividad

Estar informado es importante, lo sé, pero créelo, MÁS IMPORTANTE ES TU SALUD MENTAL. Conozco personas que empiezan su día viendo o leyendo noticias y así, empiezan ya su día en negatividad porque colman su mente de tantas situaciones tristes y catastróficas: Guerra, pobreza, delincuencia, muertes... Todo eso está sucediendo en el mundo, pero, no es algo que por tu cuenta puedas controlar, además que si te sumerges en la negatividad, en la angustia... Entenderás que te conviene más dejar de informarte de estas noticias por un tiempo, que, seguir informándote hasta deprimirte quizás.

Así como comenté en el caso de alejarte de las personas negativas, no se trataría de nunca más leer o ver las noticias, pero, hazlo al menos cuando cuentes con las herramientas suficientes para gestionar tus emociones y, no dejar que lo negativo de esas noticias que veas o leas, te perjudique.

¿LA GRATITUD PUEDE MEJORAR TU ESTADO DE ÁNIMO?

Anabela había desarrollado depresión. Su autoestima era muy baja y su nivel de satisfacción por la vida, según sus propias palabras, era inexistente... Odiaba su trabajo, no tenía casi amigos, no estaba conforme con lo que había logrado, de lo que estaba siempre consciente porque vivía comparándose con sus compañeros de secundaria, de quienes estaba informada por redes sociales.

Estaba criando a sus hijos muy pequeños, sola, su madre sufría una enfermedad terminal y ella estaba atravesando por la difícil situación de acompañarla por ese camino doloroso, había tenido una infancia y una adolescencia difícil, y así, solo se centraba en lo negativo...

Al escucharla hablar y quejarse de experiencias pasadas poco afortunadas y, de su presente poco agradable cualquiera habría pensado que tenía razón en quejarse, que no tenía nada por lo qué agradecerle a la vida, pero, los profesionales en psicología y áreas afines sabemos que SIEMPRE hay motivos por los cuales sentir gratitud.

En el caso de Anabela, parte de esa gratitud podía recaer en sus hijos pequeños, que llegué a conocer y que la miraban con tanto amor... En los momentos en que su madre se sentía mejor y podían compartir sonrisas, en las oportunidades que aún podía explorar, en pequeñas cosas que podía disfrutar...

Hacia el camino de la gratitud la conduje en nuestras terapias y afortunadamente hoy es una mujer feliz, una mujer que sabe gestionar sus emociones y que aprendió a agradecer los pequeños milagros de la vida, así como las grandes satisfacciones. Es una mujer con autoestima y autoconfianza que se permite disfrutar de su vida, a pesar de lo negativo o lo injusto.

Otro ejemplo la historia de Román, que llegó a mi consultorio convertido en un mar de angustia y de culpa después de que atropellara a una mujer por ir distraído con su celular mientras conducía. Se metió en muchos problemas, sí, y lastimó la pierna de aquella mujer, pero, el hecho es que pudo ser peor y así se lo planteé en nuestra primera terapia.

Tiempo después, un ya muy repuesto Román, quien por fin pudo seguir adelante y dejar atrás toda esa negatividad que sentía me hizo saber qué, el yo plantearle que esa situación que vivió pudo ser peor, lo hizo pensar mal de mí como profesional, y, querer abandonar la terapia, pero, el "Pudo ser peor" rondó y rondó por su mente varios días y noches hasta que terminó reflexionando y convenciéndose de que realmente pudo ser peor, reflexión que trajo consigo un agradecimiento profundo hacia el hecho de que no fue así, de que no había lastimado más a aquella mujer, de que ella pudo recuperarse por completo, y, ese agradecimiento fue preludio de que pudiera seguir adelante.

Poderosísimo es el poder de la gratitud, lo mucho que esta puede hacer por ti...

Hacer de la gratitud un estilo de vida es una excelente forma de traer bienestar a tu vida entera.

Variados han sido los estudios que se han efectuado sobre el poder de la gratitud y hoy por hoy se sabe, gracias a ello, de sus múltiples beneficios. En el título hago alusión al beneficio mayor de la gratitud: MEJORA EL ESTADO DE ÁNIMO. Pero, ese es solo uno de sus beneficios porque la gratitud se ha asociado con mayor optimismo y felicidad, con mayor satisfacción en la vida desde diferentes contextos: Mayor satisfacción laboral, mayor satisfacción por la familia, mayor satisfacción por la vida misma, MAYOR AUTOESTIMA.

¿Y esto por qué?

Porque experimentar gratitud es incongruente con emociones negativas y, por el contrario, trae la experiencia de emociones positivas como la alegría o el optimismo, la satisfacción, la esperanza...

Hago alusión nuevamente a que todo esto lo avala la ciencia. Un estudio que realmente captó mi atención, fue el de algunos psicólogos de la Universidad de California y de la Universidad de Miami: Dr Robert A Emmons, Dr Michael McCullought y otros en donde se pidió a un grupo de personas que fueron separadas en 3 grupos más, escribir durante 10 semanas.

Al primer grupo se le pidió escribir las razones por las que se habían sentido agradecidos al final de cada semana, al segundo se le pidió escribir cada cosa que les había disgustado durante el final de cada semana, y al tercer grupo se les pidió escribir todo cuánto les hubiese afectado de alguna forma al final de la semana, ya sea positivo o negativo.

El resultado de tal estudio corroboró que todos los participantes del grupo que escribió sobre aquello por lo que se sentían agradecidos mejoró en estado de ánimo, que todos se volvieron más optimistas y se sintieron mejor respecto a sus vidas.

No subestimes el poder de la gratitud.

¿Eres consciente de todo cuánto tienes por agradecer en tu vida?

Si no es el caso es momento de que te propongas a hacer de la gratitud uno de tus hábitos.

Hay mucho por lo que puedes sentirte agradecido/a, lo sé. A veces nos hacemos ciegos a ello por la cantidad de situaciones negativas o injustas que atravesamos, porque claro que sé que la vida no es color de rosas y que está colmada de problemas y de negatividad, pero, SIEMPRE HAY RAZONES POR LAS CUALES SENTIR GRATITUD Y ESO NO ES CUESTIONABLE: **SIEMPRE.**

Por supuesto no puedo enumerar todas las razones por las que tú particularmente, deberías sentir gratitud, porque, es algo que solo tú podrías descubrir, pero, estoy seguro de que una de esas razones es precisamente estar leyendo estas líneas en este momento. Y lo es, estar leyendo estas líneas es motivo de agradecimiento porque no solo a través de estas líneas estás descubriendo cómo transformar tu vida y alejar la negatividad para acceder a tu poder interior, el poder de creer en ti y poder vivir la vida que te mereces, lograr lo que desees...

NO, no solo por eso, lo es, es un motivo de gratitud porque si estás leyendo esto significa que estás vivo, que respiras... Y esa es la mayor bendición de todas porque mientras sigas con vida las puertas estarán abiertas para cualquier oportunidad que desees, puedes aprender lo que quieras, disfrutar como quieras... Tienes valioso tiempo.

Pero, el estar vivo/a no es por lo único por lo que deberías estar agradecido, lo sé. Reflexiona:

¿Tienes una familia que te adora y a la que adoras? ¿Tienes amigos que consideras como tu familia, porque sabes que puedes contar con ellos en cualquier momento? ¿Acaso el tener una familia que se preocupa por ti, que te llama, que se alegra cuándo llegas a casa, no es una bendición enorme?

¿Tienes un techo dónde dormir? Mucha gente vive en la incertidumbre de no saber dónde dormirá siquiera y por eso, tener un techo en el que dormir es una bendición por la cual estar agradecidos.

¿Gozas de salud? Eres extra bendecido/a porque en este preciso instante mientras lees, muchos están batallando por su vida o con el dolor.

¿Si amas ver los atardeceres o amaneceres, no es una bendición que puedas seguirlo haciendo? Si es tu caso te invito a que hoy mismo te permitas mirar un lindo atardecer o el amanecer, para que puedas experimentar gratitud por poderlo hacer.

Practica la gratitud y sé testigo del cambio positivo que traerá a tu vida.

¿Cómo practicar la gratitud?

Recomiendo que te tomes un tiempo en elaborar una lista de gratitud en la que tomes nota de todo por lo que te sientes agradecido/a en tu vida, desde lo más pequeño, aunque parezca insignificante, algo así como dormir con sábanas limpias o degustar tu helado favorito, a elementos más importantes, como tu familia, ese viaje que tuviste el gusto de hacer y en el que viviste momentos increíbles e inolvidables, tus logros, educación, tu casa, etc...

Al finalizar tu listado sentirás gratitud instantánea, emociones positivas te habrán embargado, pero, lo más importante de esto es que conserves el listado y que lo leas o bien a diario, o bien, semanalmente para que puedas siempre tener presentes todas esas razones por las cuales expresar gratitud.

Al final de cada semana o siempre que te ocurra algo de lo que te sientas agradecido/a puedes agregar contenido a tu listado y agrandarlo.

También podrías de vez en cuando escribir una carta o cartas de gratitud a las personas especiales de tu vida. Si se las entregas serán emotivo y positivo para ambos, y, esta es otra forma en la que podrás expresar gratitud en tu vida para mejorar tu estado de ánimo, tu autoestima y colmarte de todo lo positivo que este hábito traerá para ti.

ESTABLECIENDO Y ALCANZANDO TUS PROPÓSITOS Y OBJETIVOS

Como profesional y por experiencia puedo asegurar que, afecta la autoestima, el nivel de confianza en uno mismo y el estado de ánimo ir por la vida sin un objetivo bien definido a seguir, y, que se trate de un objetivo que nos llene de orgullo y satisfacción, que se trate de algo que verdaderamente queremos para nosotros. Porque, mucha gente cae en la trampa de seguir objetivos persiguiendo las expectativas de los demás: De su familia, de una pareja, etc, en lugar de objetivos propios y eso es un error porque: LA CONCEPCIÓN DEL ÉXITO ES PERSONAL.

¿Qué quiero decir con esto? Que lo que tú consideres éxito no tiene que significar lo mismo para mí.

Si tu sueño, tu pasión, lo que verdaderamente te gusta y consideras éxito personal tiene que ver con la costura, si tu sueño es ser diseñador o diseñadora de modas y es lo que tú consideras éxito, no sentirías real satisfacción por ejercer de terapeuta porque no es algo que vibre contigo, que consideres éxito personal.

Si el éxito para ti radica en los negocios no considerarías un éxito ganar un partido de futbol, pero, para quien su sueño y meta radica en convertirse en un profesional en el futbol, ganar un partido puede ser un gran logro.

Un ejemplo la historia de Rodrigo, él era un buen médico especialista. Dedicó muchísimos años de su vida a su carrera y la ejercía con ética y profesionalismo, pero, la depresión lo embargó. No había un motivo aparente por el cual se justificará la depresión repentina de Rodrigo y cierto hastío por la vida. Todo en su vida parecía ir bien y definitivamente era una persona exitosa. Hasta que descubrí que era una persona exitosa pero no, para los ojos del mismo Rodrigo, quien, solo estudió medicina porque en su familia todos eran buenos médicos y no quería decepcionar a nadie.

En el apartado siguiente explicaré una serie de pasos para impulsarte a que logres el éxito personal y profesional, incluyendo descubrir qué es el éxito para ti, qué significa. Esto te ayudará a evitarte una situación como la que Rodrigo tuvo que atravesar, todo ese innecesario malestar de ir por la vida siguiendo un rumbo ajeno o peor, sin rumbo.

PASOS PARA ALCANZAR EL ÉXITO

Personal:

Descubre lo que da sentido a tu vida (Qué te motiva, tu pasión):

Definitivamente tu concepción de éxito está ligada a las actividades que disfrutas y te apasionan, porque, ese es un patrón inquebrantable en el ser humano. Es en lo que disfrutamos y nos apasiona que sentimos bienestar y satisfacción. Por eso es importante descubrir tu pasión, lo que le da sentido a tu vida, porque, eso es lo que debes aspirar para alcanzar el éxito personal.

Estoy seguro de que hay temas específicos de los que puedes hablar por horas y horas sin cansarte y por mero gusto, actividades que harías hasta sin obtener beneficio económico solo porque te proporcionan gran satisfacción, gusto... En ese tipo de actividades se halla tu pasión y es en la pasión donde se halla la motivación más inagotable de todas, la verdadera. Por eso los que logran grandes cosas son personas que siguen el camino de su éxito personal: Lo que ellos consideraron que es el éxito y no lo que opinó su papá, el vecino, la sociedad...

¿Qué es el éxito para ti? Respóndete con sinceridad. Olvídate de las opiniones ajenas, de lo que se vende hoy como éxito en redes sociales o la T.V. Responde con tú opinión SINCERA.

¿Qué quisieras lograr en la vida por plena satisfacción personal?

¿Qué te haría sentir pleno orgullo lograr?

Cuando tengas 80 años ¿De qué te sentirías más orgulloso/a de haber logrado?

Te recomiendo que te imagines tu vida soñada ¿A qué te dedicarías en tu futuro soñado? Te pido eso sí, que seas realista al usar tu imaginación. NO QUE SUEÑES PEQUEÑO O QUE ASPIRES DE FORMA MEDIOCRE, NO. Mereces aspirar los logros más grandes, lo que tú desees, pero, seguiré pidiéndote que te asegures de que se trate de algo alcanzable, aunque resulte difícil, porque, duele perseguir metas inalcanzables tanto como no plantearse metas o seguir metas ajenas. Siempre hay formas de uno dedicarse a lo que le apasiona, de formas alcanzables.

Supongamos que lo que amas es el ballet, pero, nunca lo practicaste y ya tu cuerpo tiene poquísima probabilidad de volverse flexible. Podrías dirigir un estudio de ballet, aunque no te dediques a bailar propiamente.

A esto me refiero con alternativas. También sería una forma de alcanzar el éxito en tu pasión, tu éxito personal.

De cualquier forma lo más importante será descubrir qué objetivo perseguir, cuál objetivo trazarte que verdaderamente te conduzca al éxito personal.

Si se te dificulta hallar la actividad que te apasiona, esa que te traería verdadera satisfacción si te dedicaras a ello, te recomiendo que elabores un listado de todas las actividades que te guste hacer y que reflexiones cómo te sentirías dedicándote a esas actividades.

¿Podrían convertirse en un propósito de vida?

Imagínate un futuro dedicándote a esas actividades específicas.

Si después de hacer esto verdaderamente no estás seguro/a de qué actividades te apasionan lo mejor que puedo recomendarte es que experimentes cosas nuevas. Todos tenemos actividades que nos apasionan, tal vez nunca has descubierto la tuya y podrás descubrirla experimentando con seguridad.

Sigue el siguiente paso solo cuando identifiques tu pasión y puedas fijarte un objetivo de vida para perseguir.

Identifica tus valores fundamentales:

Daña el autoestima actuar en contra de nuestros valores, por eso IMPORTANTÍSIMO es que definas tus valores personales para que puedas analizar si estos son o no congruentes con el objetivo de vida o de éxito personal que te plantees alcanzar.

Sea cual sea tu objetivo de éxito personal, no te producirá satisfacción alcanzarlo si no es congruente con lo que te importa, valores que no puedas contradecir sin sentir decepción. Esos serían tus valores fundamentales.

Sabes que existen numerosos valores: La familia, el amor, el trabajo, el respeto, la libertad, la compasión...

Sucede que no todos le damos el mismo nivel de prioridad a los valores y por eso debes descubrir qué valores son los que verdaderamente te importan, para, vivir en virtud de ellos, de forma congruente a ellos.

Supongamos que amas la naturaleza y el respeto por la naturaleza es uno de tus valores fundamentales. Si te planteas un objetivo que dañe de alguna forma la naturaleza, no podrás sentirte orgulloso/a de ti y tu autoestima y autoconfianza se verán perjudicadas. Es por eso que este paso es importante a la hora de fijarte objetivos de éxito personal a perseguir.

Todo cuanto hagas en adelante, en pro de tu objetivo de éxito personal, ha de ser congruente con tus valores.

Ubica una lista de valores por internet, y, anota los que son importantes para ti. Piensa cuales son realmente importantes, cuáles te haría mal contradecir. Ten presentes estos valores para que en ningún momento los contradigas en tu camino al éxito.

Objetivos a corto, mediano y largo plazo:

La planificación es esencial para lograr cualquier objetivo.

Los objetivos se alcanzan cuando se tiene un rumbo a seguir para alcanzarlos. Si no te planificas es posible que ni siquiera te encamines jamás hacia tus objetivos, por eso importante es la planificación.

En el primer paso de este apartado habrás descubierto un objetivo de vida o personal importante, ese vendría siendo tu objetivo general a alcanzar, pero, necesitas plantearte cómo llegar a él.

Los distintos pasos para llegar a tu objetivo general deberán convertirse en objetivos a corto, mediano y largo paso para el logro de tus propósitos.

Imposible que te pueda recomendar qué objetivos plantearte, porque, dependerá de tu propósito por cumplir. Debes descubrirlo por tu cuenta: Investiga, pregunta a personas que han seguido un camino similar al que quieres recorrer, asesórate, escribe una lluvia de ideas sobre los posibles pasos que puedes dar para lograr tu objetivo general de éxito personal.

Elabora entonces un listado de actividades que pueden encaminarte a tu objetivo principal y convierte esas actividades en tus metas.

Debe tratarse de propósitos posibles por supuesto, y, necesitarás establecer fechas límites para su cumplimiento porque, cuando uno no le pone fecha a sus objetivos, normalmente lo deja para después, corriendo el riesgo de procrastinar para siempre.

Determina los recursos que requerirás para alcanzar los objetivos:

¿Qué necesitarías para alcanzar tus objetivos a corto, mediano y largo plazo rumbo hacia tu objetivo principal?

¿Una suma de dinero? ¿Socios? ¿X habilidad?

Es importante que te hagas consciente de lo que necesitarás para lograr tus propósitos.

Trabaja en hacerte con, o, en obtener los recursos necesarios para lograr tu objetivo:

Determinados los recursos que necesitarás para lograr tus objetivos plantéate como paso siguiente, cómo hacerte con los recursos que te hacen falta.

En obtener tales recursos se debe centrar tu atención: Ahorrar X cantidad de dinero por tantos meses, encontrar X número de patrocinantes, aprender X habilidad...

Analiza el papel de tus seres queridos:

Lo que muchos obvian a la hora de plantearse un plan para seguir su éxito personal es determinar qué papel tendrán sus seres queridos mientras buscan ese éxito que anhelan. Y, muchas veces sucede que hay que sacrificar tiempo familiar o con seres queridos, para, cumplir objetivos, hay objetivos que requieren viajar por ejemplo, o mudarse, alejarse... Y, esa clase de objetivos no son para todos, fáciles de conseguir porque hay personas cuyo valor fundamental principal es su familia y seres queridos y para ellas, objetivos que los hagan sentir que dejan de lado a quienes aman no les satisfacen.

Por eso siempre debes de estar al tanto del papel de tus seres queridos en la consecución de tus objetivos, debes tenerlo claro desde un principio para que a mitad de camino no te autosabotees por culpa.

No digo que, si tu valor fundamental es la familia dejes de lado tus sueños y propósitos importantes, pero en ese caso puedes buscar alternativas.

He de decir que, las personas que en verdad te valoran entenderían si necesitas un tiempo para cumplir tus metas u objetivos, porque se trata de tu realización personal que al final es prácticamente tu felicidad.

Descubre qué te limita a la hora de perseguir y lograr tu objetivo:

Seguidos los pasos anteriores estarás preparado/a para encaminarte a tu objetivo teóricamente, pero si te da demasiado miedo, si adviertes que la inseguridad no te deja comenzar, deberías tomarte un tiempo en analizar qué te limita.

¿A qué le tienes miedo? ¿Cuál es tu mayor inseguridad?

¿No te sientes lo suficientemente preparado/a? Entonces, fórmate, prepárate, busca asesoría, un coachs, inscríbete en un curso. Hoy por hoy la educación está al alcance de un clic.

¿Una creencia limitante te detiene? Trabaja en vencerla. Dependerá de lo que necesites, pero, trabaja cualquier limitación y, luego, a por tu objetivo.

Formación continua:

Todo lo que aprendas que se relacione con tu objetivo, tarde o temprano te será de real utilidad. Que tu formación sea continua.

Profesional

Para lograr cualquier objetivo profesional, los pasos anteriores te serán de igual utilidad. Lo que necesitarás será tener claro tu objetivo principal y, plantearte objetivos a corto, mediano o largo plazo para cumplirlos, ayudándote de la asesoría, de la investigación, de consejos y lluvias de ideas sobre cómo podrías alcanzar tu objetivo principal.

Planteados tus objetivos a corto, mediano y largo plazo deberás evaluar qué recursos necesitas para llevarlos a cabo y, aquellos recursos de los que no dispongas deberán volverse tu prioridad.

¿Cómo podría conseguirlos? Es la pregunta que te deberás hacer y en ello deberás trabajar.

Una vez que tengas los recursos a tu disposición podrás comenzar a encaminarte a tu objetivo.

Constancia:

Me parece necesario hacer la salvedad de que, tanto para el logro de tus objetivos personales como para el logro de los profesionales, la constancia será necesaria. Sigue adelante, si fallas en algo sigue adelante, si te equivocas en algo sigue adelante... Tu plan de acción no puede ser rígido, tal vez en el camino descubras que tienes que cambiar algunos objetivos. Entonces hazlo, nunca perdiendo de vista tu meta. Pero no desistas por eso ni por nada, si eres determinado/a, si sigues adelante es que lo conseguirás. La clave en la determinación y constancia siempre está.

LA IMPORTANCIA DE RECONOCER TUS PUNTOS FUERTES Y DÉBILES

La mejor forma de lograr cualquier objetivo, personal o profesional es reconocer nuestro potencial de forma realista, así como nuestras debilidades.

Supongamos que en tu trabajo deben cumplir un objetivo grupal, donde es necesaria la organización, la realización de un inventario y, trabajo de atención al público y, que eres bueno/a realizando inventarios porque tienes experiencia, pero no se te da bien hablar con público porque te vencen los nervios. Preferirías dejarle esa labor a un compañero y tú, centrarte en el inventario donde realmente puedes ayudar ¿Cierto?

Lo mismo en cualquier circunstancia. Cierto que tus debilidades puedes trabajarlas, y así, vencerlas o mejorarlas, pero, ningún ser humano puede ser bueno en todo ¿No? Ya he hecho referencia previamente a que la perfección no es compatible con ningún ser humano así que habrá situaciones en las que podrás por ejemplo delegar en otra persona la realización de algo en donde no eres muy bueno/a y tú, centrarte en eso en lo que así destacas y estará bien.

Delegar algunas veces también puede ser tu mejor opción.

En todo caso siempre debes ser consciente de tu verdadero potencial, cualidades y debilidades.

Se suele identificar fácilmente la falta de confianza cuando la persona no es capaz de ver sus fortalezas, pero, si NO está al tanto de sus debilidades no posee una autoestima sana tampoco, sino egocentrismo. Estar al tanto de fortalezas, y creerse que no se tiene ninguna debilidad no es saludable. Al final esta actitud trae más frustración. Debes ser consiente de tu potencial real, ni subestimarte ni sobreevalorarte, es lo que verdaderamente puede ayudarte a alcanzar el éxito en lo que te propongas.

¿Cómo descubres tus puntos fuertes?

Responderte las siguientes preguntas ayudará:

☐ ¿En qué soy bueno/a?

☐ ¿En qué destaco?

☐ ¿Qué sé hacer muy bien?

Lo mismo con tus puntos débiles, para descubrirlos pregúntate:

☐   ¿Qué se me da terrible?

Recuerda que siempre puedes potenciar tus puntos fuertes, y si lo deseas, trabajar los débiles para que dejen de consistir en una debilidad para ti.

Para trabajar tus puntos fuertes practícalos. Analiza en qué actividades puedes usar tus habilidades, y, ponlas en práctica con más frecuencia.

Ten en cuenta que las habilidades deben ser trabajadas como los músculos, porque, si no las repites, si no las usas, entonces, tal vez las olvides.

Enseñar es una forma excelente de potenciar habilidades. Una excelente idea sería esa, que te dedicaras a enseñar a otros, eso donde tanto destacas. Así ese conocimiento o habilidad que posees, crecerá.

Por otro lado, para trabajar tus debilidades todo dependería del tipo de debilidad a trabajar. Por ejemplo, si se trata de una habilidad o conocimiento del que careces bastaría con formarte, inscribirte en un curso, recurrir a la educación autodidacta o un tutor, si tu debilidad a trabajar es un mal hábito tendrías que centrarte en desaprenderlo, y, adquirir un hábito más favorecedor (En líneas subsiguientes profundizo sobre este tema), si tu debilidad es por ejemplo, un defecto como la pereza, tendrías que idear formas de trabajar en él: Mermar tu tiempo en redes sociales para dejar de procrastinar, empezar de una vez por todas esa actividad pendiente, gestionar tu tiempo...

Mi recomendación al respecto sería que te tomaras un tiempo en investigar e idear formas de mejorar tu debilidad específica o particular. Tal vez puedas leer libros de autoayuda al respecto, acudir a un coachs o profesional... Lo importante es que, si decides trabajar tu debilidad, te pongas manos a la obra.

La técnica de la lluvia de ideas puede ser muy útil en este caso.

RESISTENCIA AL CAMBIO ¿CÓMO VENCERLA Y, CAMBIAR?

Lucas era rígido e inflexible. Como militar aprendió hábitos que se arraigaron en él, pero, que le daban problemas con su familia. Por ejemplo, tenía que ordenar sus medias (O calcetines) de cierta forma específica, y, si su esposa o alguno de sus hijos las desordenaba o no las guardaba igual, venían los conflictos. La esposa de Lucas ya no lo soportaba más y terminaron en terapia. Hoy por hoy Lucas sigue siendo menos que espontáneo, pero, se ha abierto a cosas nuevas, y, está mejorando su vida y relación.

Cuando hablo de resistencia al cambio hablo de que cuando estamos acostumbrados a algo, a una forma de hacer las cosas, una creencia, o un hábito, abandonarlo es una tarea difícil porque nosotros mismos nos saboteamos si lo intentamos, nuestro cerebro nos hace sabotearnos, y, no es que él esté en nuestra contra, sino que, si no le damos cabida a la llamada neuroplasticidad o, plasticidad cerebral, el cerebro se hace extra resistente a cualquier cambio.

Cobra importancia en este sentido entender lo que es la neuroplasticidad. Esta forma parte del funcionamiento del cerebro y es una de sus capacidades. Específicamente tiene que ver con la capacidad del cerebro de adaptarse a lo nuevo según las experiencias vividas o su interacción con el medio, y, esta capacidad resulta posible por las redes neuronales según lo que ha descubierto la ciencia.

Imagina tu cerebro compuesto por muchísimos hilitos parecidos a las telas de araña, que unen a un grupo de neuronas con otras que se comunican entre sí, algo así serían las redes neuronales, redes que permiten a las neuronas comunicarse porque esa es su específica función.

Se forman redes neuronales cuando aprendemos algo nuevo de una nueva experiencia, pero, si siempre hacemos lo mismo, si nos negamos a lo novedoso, el cerebro se hará resistente a la formación de esos nuevos grupos de redes, y, en consecuencia, se resistirá al cambio.

Interesante es que la plasticidad cerebral indica que el cerebro puede mutar. Eso es lo que nos ayuda a aprender cosas nuevas. Si tu cerebro no mutara no podrías adaptarte ante nuevas experiencias.

No es tan fácil de entender, pero, intento explicarlo lo más sencillo posible, imagina a tus neuronas como un grupo de señoras chismosas que cuando aprenden algo se lo quieren comunicar a otro grupo de señoras chismosas. Así funcionan las redes neuronales. Las neuronas que aprenden algo lo comunican a las demás, y, mientras más experiencias nuevas o cosas nuevas aprendas, mayor flexibilidad en tu cerebro habrá. Cuando por el contrario te arraigas a lo mismo, o peor, a lo negativo, tus redes neurales se adaptan a eso porque es lo que siempre se comunican y entonces es lo que fortalecen. Se convierte eso en un patrón repetitivo que tu cerebro intentará por todos los medios no cambiar porque se habrá adaptado así.

Me llamó la atención un estudio efectuado en el año 2000 por parte de un equipo de investigación del Instituto de neurología del London College, en el cual, como sujetos de prueba se escogieron a varios taxistas de Londres, un grupo de experimentados, y, un grupo de novicios. Resulta que al analizar el cerebro de los sujetos de estudio se descubrió que los taxistas experimentados contaban con una zona cerebral destinada a la memoria especial, de mayor tamaño que los novicios. Esto demuestra lo poderoso que es fomentar la plasticidad cerebral. Misma que los taxistas experimentados tuvieron que fomentar a diario para aprenderse las numerosas rutas del territorio londinense.

Para vencer entonces la resistencia al cambio, lo cual te será necesario para desarrollar una mejor autoestima y autoconfianza, vencer tus miedos y lograr lo que te propongas (Lo que no lograrás si siempre haces las cosas igual), lo que debes hacer es alentar la neuroplasticidad de tu cerebro.

¿Cómo?

Es más sencillo de lo que crees, solo debes atreverte a hacer las cosas distintas, ir a nuevos lugares, tomar otros caminos, comer o cocinar algo que jamás hayas probado o cocinado, o bien, abrirte a cosas nuevas, aprender una nueva habilidad, un nuevo idioma. Lo que prefieras.

Haz de lo novedoso, un hábito en tu vida.

Las personas que interactúan con cambios constantes gozan de una mayor plasticidad cerebral, procúrala.

Eres lo que haces. El poder de los hábitos

A pocos días de llegar a mi consulta Isaac había batallado con un preinfarto. Su sobrepeso y sus malos hábitos estaban acortando su vida y sus médicos le dieron como ultimátum que cambiara sus hábitos porque de lo contrario su corazón no lo soportaría más. A lo que Isaac estaba habituado era al sedentarismo, a la comida rápida y a fumar al menos dos cajas de cigarrillos diarias... Fui consiente de inmediato de que sería un caso sumamente complicado porque, nadie sabe tanto como los profesionales en psicología y carreras afines que, los hábitos son sumamente difíciles de abandonar o cambiar.

No me equivoqué al respecto, fue duro, hubo mucha resistencia al cambio por parte de Isaac, pero, así como estaba habituado a sus hábitos estaba deseoso de vivir más y, había entendido que si seguía igual, su vida se acortaría. Entonces poco a poco y con las consultas como catapulta para lograr su meta, venció. Hoy por hoy ya no sufre de sobrepeso y, sale a correr todas las tardes con su hija mayor, come saludablemente y su salud mejoró, así como su autoestima, su estado de ánimo. La última vez que conversé con él me dijo que está siendo más feliz que nunca. Su vida dio un gran giro, cambió porque él cambió sus hábitos.

Otro ejemplo, la historia de Jessica, que llegó a terapia odiándose porque había intentado por todos los medios posibles, dejar de procrastinar, pero, nunca terminaba lo que empezaba y eso ya había afectado demasiado su autoestima y nivel de autoconfianza, se sentía una fracasada y ya no sabía que más hacer. Se había convencido de que jamás se podría graduar y recibir su anhelado título como profesional. Afortunadamente con tiempo y trabajo, adquirió el buen hábito de administrar su tiempo y, su tendencia a la procrastinación quedó atrás. Actualmente es una mujer que goza de gran autoestima y que ejerce su profesión con orgullo.

¿Tus hábitos son de los que te benefician o de los que te perjudican?

Primero explicaré qué es un hábito para que quede este tema tan importante, sumamente claro.

Como su nombre lo indica un hábito es una acción o una conducta a la que te haz habituado. Forma parte de tu rutina, pero, se trata de algo que haces en automático. Esa es la característica principal de un hábito, que se hace automático. Tú la mayoría de las veces ni notas que lo haces.

Puede tratarse de cualquier cosa: De quitarte los zapatos antes de entrar a casa, de cepillarte los dientes como la primera acción que realizas en el día después de levantarte, de comer saludablemente o no, de almorzar a tal hora, orar a tal hora, de llamar a tus seres queridos X día a la semana...

El hecho es que la naturaleza de nuestros hábitos nos puede afectar o beneficiar. Por eso en el título decía que eres lo que haces, que eres tus hábitos porque tus hábitos te terminan definiendo.

Si estás habituado/a a una vida sedentaria y a comer comida chatarra, entonces serás proclive a enfermedades y malestar, tendrás pocas energías... Todo lo contrario a si te habitúas al ejercicio y la comida saludable, entonces tendrás más energía, un mejor estado de ánimo y tu cuerpo estará en mejor forma y estado por lo que no serás tan propenso/a a enfermar...

Si estás habituado/a a dormir muy pocas horas en el día probablemente la energía te faltará, no podrás rendir demasiado en tus días, todo lo contrario a si descansas lo suficiente.

Si tienes el hábito de leer entonces tus conocimientos serán amplios y variados, pero, si no lees, si no te informas, no se puede esperar que tus conocimientos crezcan.

Si investigas la vida de alguna persona exitosa que admires, ese gran artista, ese gran deportista o empresario, probablemente este mencione sus hábitos y el hecho de que sus logros fueron posibles gracias a ellos. La mayoría de los exitosos aseguran que ciertos hábitos los condujeron a triunfar, y es cierto.

Un deportista jamás podrá estar en condición para ejercer su deporte si no se habitúa a su disciplina, y, come saludablemente para poder tener energía. Un empresario que alcanzó el éxito desde 0, desde una pequeña idea que luego dio frutos, con seguridad es alguien que administraba bien su tiempo y tenía otros hábitos que le ayudaron a triunfar. Difícilmente habrían logrado el éxito dedicándole muchas horas de su vida solo a mirar la T.V, por mencionar un ejemplo.

Entonces lo que quieras para tu vida: Salud, bienestar, prosperidad, el éxito en X meta... Todo dependerá de tus hábitos.

¿Son tus hábitos los adecuados para que logres la vida que quieres, te están conduciendo a esa meta que deseas lograr? ¿Son los adecuados para que mantengas tu autoestima en un nivel saludable? ¿Son los adecuados para que te mantengas saludable física y emocionalmente? ¿Suman a tu vida?

Para responder estas preguntas primero debes hacerte consciente de tus hábitos ¿Cuáles son?

¿Te comparas todo el tiempo con los demás? ¿Te hablas bien de ti mismo/a? ¿Practicas meditación? ¿Bebes en exceso? ¿Administras tu tiempo? ¿Sueles gastar muchas horas de tu tiempo en redes sociales? ¿Haces ejercicio? ¿Pasas demasiadas horas sentado? ¿Comes demasiados dulces o comida chatarra? ¿Sigues una dieta muy estricta? ¿Te levantas muy tarde? ¿Te levantas muy temprano? ¿Planificas tus días o no lo haces?

Detecta todos y cada uno de tus hábitos. Es importante que los tengas presentes por insignificantes que te parezcan.

Luego de detectados proponte detectar las ventajas y desventajas de todas y cada una de esas actividades de rutina.

Ejemplo 1:

Hábito: Veo 5 horas de T.V todos los días.

Ventajas: Disfruto de esta actividad y me relaja

Desventajas: Me hace dedicarle menos tiempo a mis responsabilidades.

Ejemplo 2:

Hábito: Me levanto muy temprano

Ventajas: Tengo más tiempo para prepararme por las mañanas, me sobra el tiempo para terminar las actividades que planifico para mi día

Desventajas: Me da sueño temprano

Siguiendo este procedimiento con todos tus hábitos te harás consciente de cuáles hábitos te convienen en tu vida y, de cuáles deberías dejar atrás. Todo hábito que reste a tu vida, que te quite tiempo para actividades importantes, que te enferme, que te perjudique o te genere algún tipo de malestar... Debes combatirlo, te conviene.

Para aquellos hábitos que mejor sería que dejaras atrás te presento a continuación una serie de recomendaciones:

No te centres en cambiar ese mal hábito sino en adquirir un buen hábito que contrarreste sus efectos:

Si te enfocas demasiado en cambiar ese mal hábito que resta en tu vida o te perjudica, encontrarás demasiada resistencia porque, al ser una acción que haces en automático porque tu cerebro se habituó a ello, continuará tu cerebro instándote a realizar tal acción y a veces la harás sin darte cuenta. Entonces, intentar dejar ese mal hábito o hábito perjudicial se convertirá en una lucha constante con tu mente que solo te cansará y que al final, te hará sentir frustración cuando sea la programación de tu cerebro la que salga victoriosa y no, tu deseo. Por eso yo no recomiendo intentar dejar un hábito, yo no recomiendo a nadie que viva intentando luchar con su cerebro arduamente día a día, contradiciéndolo, lo que recomiendo es centrar toda la atención y esfuerzos por adquirir un nuevo hábito que por sí mismo, ayude a dejar el hábito que se desea dejar atrás.

Por ejemplo, en lugar de intentar dejar el hábito de comer comida chatarra a diario, plantéate como objetivo, añadir más frutas, verduras y hortalizas a tus comidas diarias o, en lugar de plantearte dejar de gastar tanto dinero en cosas que no necesitas, puedes plantearte ahorrar X cantidad de dinero a la semana o al mes. Al final será lo mismo, pero, te lo estarás planteando de una forma que chocará menos con tu programación mental y por ende, encontrarás un poco menos de resistencia.

Lo anterior tiene su explicación en el hecho de que a nuestro cerebro no le gusta perder nada y, plantearse perder algo activa su modo resistencia. Por ejemplo: "Dejar de comer comida chatarra", eso es plantearse perder algo, pero "añadir más frutas, verduras u hortalizas a la dieta" no es plantearse perder nada, tu cerebro no lo concebirá como una pérdida. Lo mismo con el otro ejemplo que utilicé, plantearte dejar de gastar dinero en X cosa es quitarte algo, pero plantearte el objetivo de ahorrar, no será concebido como perder algo por tu mente. Y así con cualquier hábito que desees dejar atrás. Piensa en cómo lo podrías transformar, en qué hábitos te ayudarían a dejar atrás ese hábito que quieres dejar y plantéate entonces adquirir ese nuevo hábito, que ese sea tu objetivo y no "Dejar de hacer X cosa".

Querer es poder. Ten presentes las razones por las que te conviene dejar ese mal hábito atrás o adquirir ese hábito favorecedor:

Como con cualquier objetivo que desees alcanzar, para vencer un mal hábito o adquirir un hábito nuevo necesitarás motivación, y esta ha de ser realmente fuerte porque con lo que estarás combatiendo es con tu rutina, con acciones que haces sin pensar, en automático... Si tu motivación no es poderosa, ganará tu programación mental, no tendrás la suficiente fortaleza para cambiar y, seguirás con lo habitual.

¿En qué puede radicar que adquieras una motivación poderosa?

Plantéate las razones por las que ese mal hábito resta en tu vida, y, lo que estás perdiendo por estar habituado a ese hábito particular. Por ejemplo tratándose del hábito de fumar ¿Vale la pena cuándo lo que solo puede aportar a tu vida es un momento de satisfacción mientras que resta a tu vida salud, te hace más propenso/a a desarrollar cáncer, te resta energía, te hace gastar más dinero del necesario, el que podrías destinar a otras cosas que deseas?

Plantéate preguntas como estas con cualquier mal hábito que desees dejar atrás.

También puedes adquirir motivación poderosa teniendo en cuenta lo que aportará a tu vida el hábito transformador que desees incorporar en ella, si tienes presente algunas referencias de exitosos a los que tal hábito les permitió lograr sus objetivos, tu motivación será aún más poderosa.

Se pregona en redes sociales, libros de autoayuda, conferencias y demás, que, adquirir los hábitos de los exitosos nos convierte en exitosos, que los hábitos de los millonarios nos pueden conducir a convertirnos en millonarios ¿Qué mejor motivación que esa? ¿Qué estar consciente de que nuestros hábitos nos pueden conducir a la transformación que deseamos en nuestra vida?

Consciente del aporte de los hábitos que deseas adquirir y, de lo perjudicial de los hábitos que tienes, que quieres y te conviene dejar atrás lo que necesitarás será compromiso de allí en adelante.

Plantéate objetivos claros a alcanzar:

Tanto para dejar atrás cualquier hábito como para adquirir un hábito transformador necesitarás un plan a seguir, un plan que te sirva de camino por recorrer y, que te conduzca a tu objetivo. Sin un plan, no podrás lograr tu propósito ni de vencer un mal hábito ni de adquirir uno nuevo. En ese sentido plantéate objetivos a corto, mediano y largo plazo que te conduzcan a tu meta final, el objetivo por adquirir...

Debe tratarse de objetivos claros porque, los objetivos muy generales te serán imposibles de alcanzar.

No es lo mismo que te plantees, por ejemplo: Bajar de peso, a que te plantees bajar 2 kilos de peso en 2 semanas, 4 kilogramos en 4 semanas, hasta bajar 10 kilos y llegar a tu peso ideal, y no es lo mismo porque, al no plantearte qué significaría para ti bajar de peso o en cuanto tiempo, lo más probable es que procrastines, o, que, no termines alcanzando tu objetivo, porque no tienes una meta a la cual llegar.

Ponle fecha límite a tu hábito por adquirir:

Ningún objetivo que te plantees en general, deberías planteártelo sin una fecha límite porque, tener una fecha límite por cumplir te motivará a ser constante y, no plantearte una fecha límite, todo lo contrario.

Si te cuesta habituarte divide tus objetivos en fases pequeñas:

Al poner en práctica tu plan para dejar ese hábito atrás o para adquirir X hábito beneficioso tal vez adviertas que hay acciones que te resultan más difíciles que otras. Esas acciones en las que encuentres mayor resistencia divídelas en pequeñas acciones que te conduzcan a tu objetivo final, para que te resulte más sencillo poder cumplir con lo que te propongas.

Por ejemplo, si te has propuesto leer 20 minutos diarios, pero, te cuesta mantener la atención durante 20 minutos, podrías dividir esa actividad en 5 minutos de lectura cada media hora hasta completar los 20 minutos diarios que te habías propuesto.

Idea cómo incorporar ese nuevo hábito que deseas adquirir a tu rutina diaria:

La forma más sencilla de adquirir un nuevo hábito es incorporándolo en la rutina diaria de forma tal que no resulte extraño para tu programación mental, de forma tal que puedas normalizarlo con prontitud...

Si puedes incorporar ese hábito a tu rutina diaria podrás habituarte a él con mayor prontitud y menos resistencia.

Por ejemplo, si te has propuesto beber más agua para hidratarte más y mejorar la salud de tu piel, etc, puedes proponerte beber un vaso de agua antes de cada comida, o, de beberte esa taza de café en tus mañanas y tardes. Eso te resultaría más normal que proponerte beber ese vaso de agua a mitad de mañana teniendo que dejar de hacer cualquier cosa que estabas haciendo, interrumpiendo tu rutina por ir a por ese vaso de agua, lo que te resultaría más extraño y por ende, te resistirías más a hacerlo.

Repite. La constancia es primordial, es la base de la adquisición de cualquier hábito:

No hay forma de habituarse, de desarrollar un hábito, sin la constancia.

Nos habituamos a algo porque somos constantes en ello, porque lo practicamos a diario, porque lo repetimos...

Al principio tendrás que poner todo de ti para ser constante con esa acción a la que te quieras habituar, pero, si lo logras, si eres constante, antes de darte cuenta, te habrás habituado, y, lo que implicará eso es que realizarás esa actividad en automático. Habrás entonces, ganado.

Prémiate cada vez que logres lo que te propusiste:

El refuerzo positivo favorece la adquisición de nuevos hábitos.

¿Qué implica?

Que te premies cada vez que logres aquello que te propusiste hacer, cada vez que realices la acción que te hayas propuesto realizar con tal de adquirir ese hábito que deseas desarrollar o que lo lleves a feliz término.

Premiarte por tu acción y esfuerzo te motivará a seguirlo haciendo bien.

¿Cómo premiarte?

Puede tratarse de cualquier cosa. Por ejemplo, con el tiempo que te sobre de haber planificado tu día la noche anterior y de haberte adherido a tal planificación sin distractores, puedes realizar una actividad que consideres gratificante: Darte un baño de burbujas, ir a cenar fuera de casa con tu pareja, leer esa novela que habías estado dejando para después, bailar... O, cada vez que te bebas ese vaso de agua que te habías propuesto beber luego podrías beber té, café o cualquier bebida que te parezca más gratificante o que te guste más.

¿Cómo ganar confianza en tu propia persona y no limitar tus posibilidades?

No hay nada que no se pueda lograr cuando se tiene confianza. Todo es alcanzable con confianza, un simple cambio de actitud que puede transformarlo todo, transformar tu realidad, por eso, una actitud confiada debería de convertirse en tu día a día, en un hábito arraigado a ti...

Cuando falta confianza es uno mismo el que se cierra la puerta a las posibilidades por miedo, se convierte uno en el propio enemigo del éxito, se limita, pero, no más para ti. Ve a por tus propósitos, atrévete, adquiere la confianza necesaria...

Trabajando tu autoestima y, siguiendo todas las recomendaciones de líneas previas de este escrito, tu nivel de confianza mejorará, pero, sigue también estas recomendaciones que siempre resultan útiles a la hora de trabajar la autoconfianza. Yo siempre hago tales recomendaciones a mis pacientes:

Corre riesgos. Empieza por lo pequeño y aumenta luego el nivel de tus retos:

Una forma de mejorar tu nivel de confianza es tomando riesgos. Al principio pequeños, porque, será muy complicado combatir tu necesidad de seguridad, tomando riesgos muy grandes, pero, a medida que se te haga más sencillo tomar riesgos, podrás retarte más alto.

Existe una frase que leí hace mucho tiempo y dice: Vivir es arriesgarse a morir.

Pienso que al analizarlo a fondo, la vida misma es un riesgo ¿No? Es la seguridad la que es una ilusión, los riesgos deben formar parte de nuestra existencia.

Elabora un listado de actividades que te saquen de tu zona de confort: Desde inscribirte en ese curso de idiomas que habías estado postergando, o, levantar la mano y opinar en clase, hasta iniciar tu idea de negocios. Y, rétate, ve tomando esos riesgos. Repito: Empieza con algo totalmente inofensivo como hablarle a un desconocido, te irás sintiendo mejor a medida que vayas tomando más riesgos y te des cuenta de que no es tan terrible como lo imaginabas, entonces, podrás aumentar el nivel de los riesgos que te propongas superar.

Toma decisiones y, pasa a la siguiente decisión:

Tomar decisiones te ayudará a mejorar tu nivel de confianza.

Precisamente una de las características de las personas inseguras es su dificultad para tomar decisiones. Combate esto decidiendo.

Probablemente después lleguen a tu mente numerosos pensamientos que te hagan dudar de tu decisión, tú concéntrate en tu presente, combate esos pensamientos no dándoles cabida ni alentándolos sino distrayéndote en otra cosa y, los pensamientos negativos se irán, ya estarás listo/a entonces hasta para tomar otra decisión.

Si se te complica practica tomar decisiones seguras en principio, toma en principio decisiones un tanto insignificantes como decidir en qué lugar se reunirá tu familia en la próxima reunión familiar o qué harán, o, decidir de qué color pintarás tu cocina. Te irás adaptando y posteriormente se te dificultará menos tomar decisiones de más relevancia.

El primer paso siempre será el más difícil

Mucha gente cree que tener confianza implica no tener miedo y, se equivocan. El miedo es natural, como he comentado en líneas previas y, por ende, siempre lo vas a experimentar.

Las personas seguras de sí mismas y valientes también tienen miedo, pero se atreven. Es lo que debes hacer, dar ese paso que quieres dar y que te asusta. AUNQUE ASUSTE.

Toda meta empieza por un paso y es el más difícil de dar. Tú dalo aunque tengas miedo. El miedo cederá cuando actúes y, tendrás la probabilidad de lograr lo que deseabas.

¿Sabes cómo nunca lo vas a lograr?

Si no das ni siquiera ese primer paso. Combate tus pensamientos negativos, usa técnicas para sosegar tus preocupaciones y gestionar tus emociones negativas en general (Ya he hablado sobre ellas en el transcurso del escrito), y entonces, tendrás menos resistencia de parte de tu mente a que des ese primer paso, vale la pena porque, intentándolo tendrás un 50 por ciento de probabilidades de lograrlo. No intentándolo en cambio, habrás fallado incluso sin hacer nada.

Ensaya mentalmente:

Siempre ensaya mentalmente, usando la técnica de la visualización, antes de realizar actividades que te causen inseguridad. Podrás mejorar tu nivel de confianza si convences a tu mente que eres capaz, y, no hay como la imaginación para convencer a la mente de cualquier cosa. ENSAYA EL ESCENARIO IDEAL DE ESO QUE QUIERES HACER PERO QUE TE CAUSA INSEGURIDAD, TE SENTIRÁS MÁS CONFIADO/A AL TERMINAR. Y, a mayor seguridad, más probabilidades de que te atrevas a hacer eso que deseas.

No te aísles:

Mientras menos se atreve una persona a socializar y más se aísla, más insegura se vuelve. No te permitas aislarte porque eso repercutirá negativamente en tu autoestima, te impedirá desarrollar autoconfianza...

Asiste a lugares donde puedas compartir con otras personas, invita a tus viejos amigos un café, no te aísles.

Rodéate de personas que te hagan sentir bien:

Aléjate de personas que mermen tu nivel de confianza, implique lo que implique, aunque implique algo tan importante como renunciar al trabajo que tengas por un jefe con tendencia a humillar.

Mientras te rodees de personas que te hagan sentir incapaz e inseguro/a, no podrás desarrollar tu nivel de autoconfianza. Todo lo contrario con personas que te hagan sentir seguro/a, a lo cual se llama el efecto Pigmalión.

Si te rodeas de personas que despierten confianza en ti mismo/a porque te hacen sentir que confían en ti, te dan palabras de aliento, te inspiran, tus resultados en lo que sea que te propongas lograr mejorarán, porque, tu nivel de confianza lo hará y creer es poder.

Por supuesto todo esto ha sido probado también científicamente y, brevemente haré referencia al estudio más importante que demostró la existencia del efecto Pigmalión, un estudio en aulas de clase en la que se dijo a los profesores que, algunos alumnos tenían un coeficiente intelectual más alto que otros y otros, un coeficiente intelectual más bajo que el común.

Eso era falso. En realidad, los alumnos con un coeficiente intelectual alto y, los que supuestamente tenían deficiencias fueron escogidos al azar. Sin embargo, al finalizar el estudio se comprobó que los estudiantes que, supuestamente eran una promesa por su inteligencia obtuvieron los mejores resultados, y, los que supuestamente tenían un nivel de coeficiencia intelectual bajo obtuvieron los peores resultados.

La explicación de ello no fue otra que la influencia de los profesores. Predispuestos por la información falsa que se les había otorgado de sus alumnos, los profesores trataban diferente y esperaban más de los estudiantes que supuestamente tenían el mejor coeficiente intelectual, y menos de los que tenían deficiencias. En consecuencia, influyeron en el nivel de confianza de sus estudiantes para bien o para mal y así, en su realidad.

Así de positivo o negativo puede ser rodearse de personas. Lo que te conviene es rodearte de las personas correctas, las que no mermen tu autoestima y al contrario, te ayuden a desarrollar esta y, confianza en ti. De personas que te impulsen a crecer.

SUPERA EL PASADO Y CONCÉNTRATE EN EL PRESENTE

Mereces felicidad plena, disfrutar de una autoestima sana, mereces convertirte en quien desees y disfrutarlo, pero, nada de eso te será posible en tu presente o futuro si, sigues estancado/a a tu pasado, a ese pasado doloroso, a esa situación que ya pasó y que difícilmente puedas volver a revivir, por más que lo desees, a ese error que cometiste, a esa persona que te hizo daño y por quien hoy te sigues victimizando...

Para un presente que te conduzca a un futuro transformador necesitas soltar tu pasado, para liberarte de cualquier emoción negativa que vengas arrastrando debido a una experiencia que viviste, necesitas soltar tu pasado, para dejar de ser la víctima de esa persona que te dañó debes dejar el pasado atrás y perdonar...

Un ejemplo la historia de Anahí, una de mis queridas pacientes a quien aún trato, sufrió de un nivel de autoestima tan pobre que, terminó en una relación tormentosa de la que le costó desprenderse debido a un alto nivel de apego emocional. Su novio la humilló de distintas maneras, contribuyó a que su autoestima se redujera cada día más, hizo que se alejara de amigos y familiares y la dejó prácticamente sola, dependiendo de él incluso en lo laboral, porque, también le impidió trabajar y ella dependía del dinero que este le diera.

Anahí, cuando por fin pudo liberarse de ese hombre físicamente, se dio cuenta de que había dejado huella en ella, ya no se conocía sin él, había muchas cosas que no podía hacer por la inseguridad que le creó su relación con él, y, aunque le falta aún camino por recorrer puedo decir que ha avanzado mucho porque logró perdonar, no enfocarse tanto en el pasado y, está avanzando a pasos agigantados hacia un mejor presente y futuro.

Paulo fracasó en su idea de negocios, para la cual invirtió demasiado dinero. El peso de ese fracaso lo acompañó por años, en los cuales no se atrevió a volver a emprender, aunque era su deseo. Fue cuando aceptó el pasado y se reconcilió con él que, decidió aprender de lo que pasó y siguió adelante, pudo volver a emprender y, le va bien.

Realmente es importante que dejes el pasado donde debe estar, en el pasado, y que no te recrees en él a diario para victimizarte, culparte, revivir el dolor, o, añorar algo que ya no volverá. Es importante porque, eso te limita en tu presente y obstaculiza para ti un futuro de bienestar.

A continuación, una serie de recomendaciones para que puedas dejar tu pasado atrás:

¿Puedes volver al pasado?

Muchas veces es doloroso plantearse esta pregunta, pero, el hecho es que no se puede cambiar el pasado, no se puede volver al pasado y actuar de otra forma, defenderte cuando debiste hacerlo, evitar tomar esa mala decisión, evitarte fallar...

Cuando te recreas en tu pasado solo para reprocharte porque hiciste esto, o, no hiciste esto otro, estás perdiendo tu tiempo y sumergiéndote al fondo de la oscuridad, por nada, porque, por más que te reproches o lamentes, lo que pasó, pasó, y, no hay una máquina del tiempo que te vaya a ayudar a regresar y cambiar lo pasado, pero, con esa actitud sí estarás empañando tu presente, impidiéndote avanzar hacia un futuro mejor solo por no poder mirar adelante sin reprocharte lo que sucedió tiempo atrás, sin cargar con culpas, miedos, lamentaciones pasadas...

Entonces: Encarecidamente te recomiendo que te recrees en el pasado solo para aprender la lección y, una vez aprendida, sigue adelante sin necesidad de recrearte en ese pasado nunca más.

También puede suceder que te recrees en tu pasado por nostalgia, recordando esos "viejos tiempos" en los que te sentiste más a gusto o feliz. Rememorar el pasado no es una acción negativa en sí misma, pero, evítatelo cuando lo haces porque no te sientes bien en tu presente porque, aplica lo mismo que he estado comentando: NO PUEDES VOLVER AL PASADO Y REVIVIR ESOS VIEJOS TIEMPOS.

Lo que sí podrías hacer es crear muchos bellos momentos en tu presente, trabajar en ti en tu presente, liberarte de cualquier emoción negativa para que te sientas como en esos viejos tiempos en tu actualidad, para que puedas experimentar ese bienestar en tu presente.

Cuidado entonces con rememorar el pasado si lo haces para compararlo con tu presente y te haces daño. En ese caso mejor será distraer tu atención en otra cosa y, ahorrarte la negatividad y el dolor.

Perdona a quién te ha hecho daño:

Todo lo que no perdonas lo cargas a cuestas indefinidamente, hasta, decidirte a perdonar...

Esa o esas personas te dañaron, no lo niego, no hay ser humano que no haya experimentado una traición, un trato injusto o, sufrido otra clase de situaciones negativas y muchas veces lamentables, a causa de otros. No trato de hacer más pequeño el daño que te hicieron porque tal vez fue muchísimo, pero aun así debes perdonar porque, fuiste víctima antes, cuando te hicieron el daño, pero, lo sigues siendo ahora, si no perdonas, por decisión propia, y lo seguirás siendo en tu futuro, si no perdonas.

¿Cuánto más vas a cargar con ese dolor? Porque, solo perdonando vas a poder dejarlo en tu pasado.

Si no perdonas seguirás sufriendo por siempre por eso que ya pasó, pero si perdonas, estarás dándote la oportunidad de seguir adelante, y, superarlo. Entonces te abrirás paso a nuevas oportunidades que, presa del dolor y, del deseo de que no te dañen de la misma forma nunca más, te habrás estado negando.

PERDONA, DECÍDETE A PERDONAR. No necesitas una disculpa o, arrepentimiento por parte de quien te dañó, menos volver a tener cercanía con esa persona. Si te dañó muchísimo lo mejor que puedes hacer es mantenerla lejos... No hay necesidad de reestablecer un vínculo con perdonar, lo que necesitas es soltar el dolor, perdonar de corazón.

Para esto basta tu deseo de dejar eso que pasó atrás y, un simple ejercicio como el siguiente te puede ayudar:

Hacerte con una almohada, un peluche o fotografía y colocarlo en una silla frente a ti. Esa almohada, peluche, fotografía o lo que elijas, tomara el papel de la persona que te hizo daño (Usa tu imaginación). En ese sentido, imagina que estás frente a frente con la persona que te dañó y que están por tener una conversación, entonces, comienza por decirle todo cuanto siempre habías querido decirle y no hiciste, desahógate, háblale de cómo te hizo sentir, de cuánto daño, hasta insúltale si te sale del alma, llora... Lo importante de todo esto es que no te guardes nada.

Al finalizar de hablar y desahogarte di: "Te perdono".

Es un ejercicio sencillo, pero, tras llevarlo a cabo sentirás que un gran peso se ha ido de tu vida.

Si no deseas ejecutar este ejercicio también podrías escribir una carta con el mismo fin, desahogarte, contar a esa persona todo lo que opinas de lo que hizo y cómo te hizo sentir. No necesitarás entregar tal carta, solo escribirla te ayudará a desahogarte y, luego puedes quemarla, pero, no olvides el propósito del ejercicio, quémala la carta si quieres pero solo después de perdonar. Dí, por todo esto "Te perdono".

Permítete liberarte.

No te mereces seguir cargando con ese peso, la persona que te dañó tal vez está viviendo su vida feliz sin recordarte y tú, llevándolo contigo a todas partes, no te mereces eso.

Perdónate:

Aún más importante que te liberes del rencor que sientes hacia las personas que te han hecho daño para poder avanzar, es que, TE PERDONES A TI MISMO/A.

¿Te equivocaste? bien, quedó en el pasado, y, no es algo por lo que debes torturarte por siempre, en la naturaleza humana está la imperfección, el errar...

¿No cumpliste X promesa? También quedó en el pasado, céntrate en cumplir lo que prometas en tu presente.

¿Te decepcionaste? Aún puedes seguir adelante, entonces hazlo en vez de seguir estancado/a en lo que pasó.

¿Pasaste vergüenza? ¿Y qué? Sigues sintiéndote mal por eso solo porque le das fuerza, pero, si decidieras soltarlo y perdonarte, te sentirías mejor.

Realmente necesitas perdonarte para poder avanzar. Lo que hayas hecho que no te gustó, que te atormenta, puedes enmendarlo en tu presente, creciendo como persona, actuando mejor, enmendándote con la persona que dañaste si es que es posible, siendo honesto/a... Las oportunidades del cambio estarán abiertas para ti si te perdonas, pero, no lo estarán si decides seguir cargando con la culpa y autotorturándote por el pasado porque, mientras sigas en eso tu autoestima seguirá siendo baja, tu confianza seguirá siendo pobre, tu bienestar será muy pequeño o casi inexistente, no te permitirás avanzar ni la posibilidad de ser feliz...

NO PUEDES CAMBIAR LO QUE PASÓ, PERO SÍ PUEDES HACER ALGO EN TU PRESENTE, NO DEJES QUE ESTAR ESTANCADO/A EN TU PASADO TE LO IMPIDA.

Mereces tu perdón, mereces tú compasión como nadie más se lo puede merecer.

A veces somos mucho más compasivos con los otros que con nosotros mismos, pero ese no es el deber ser: TE MERECES TU PERDÓN, OTÓRGATELO HOY Y SIEMPRE.

Ejercicio para perdonarte: Sigue el mismo paso que en el caso anterior, pero, mirándote en el espejo. Mírate al espejo y háblate de cómo te sientes por la forma en la que actuaste, háblate de tu culpa, de tu arrepentimiento, de tu decepción, llora, grita, desahógate...

Cuando hayas dejado salir toda tu frustración di en voz alta: Me perdono, pero, hazlo con el compromiso de perdonarte sinceramente, hazlo de corazón, y así, deja ir eso que te atormenta y que no te deja avanzar... Estarás preparado/a en ese mismo momento para superarte, ya lo verás.

Desahógate para poder librarte de lo que llevas por dentro:

He conocido a muchas personas que viven sufriendo, pero en silencio, en la soledad... Lloran cuando nadie las ve... Nadie se imagina lo que cargan por dentro hasta que se quiebran... Generalmente entonces y solo entonces, terminan en terapia (Si cargas a cuestas tu dolor y sufrimiento y no procuras desahogarte de alguna manera colapsarás, ya sea con un ataque de pánico o alguna enfermedad, pero, lo harás porque tu cuerpo y mente buscarán la forma de librarte del sufrimiento de alguna manera, de que drenes toda esa negatividad).

Desahógate para poder librarte de lo que llevas por dentro. Es sano hablar de lo que te hace mal, de tu dolor, de tu sufrimiento... Porque hacerlo es un paso para dejarlo ir, para librarte de él...

No asumas la actitud de víctima, no vayas por todos lados quejándote de lo que te pasó para que los otros sientan compasión de ti y tú sentirte con ello, mejor... No se trata de eso, se trata de hablar para liberarte del peso de lo que sientes, de reunirte con una o algunas personas de confianza y contar como te sientes respecto a lo que te ocurrió, como lo estás manejando... Todo con la firme idea y decisión, de, dejar ir el dolor, de dejarlo en el pasado para avanzar y mejorar.

Si no hablas de lo que sientes y lo dejas salir lo cargarás contigo, pero dejándolo salir una vez, estarás preparado para liberarte.

Escoge cuidadosamente con quien desahogarte, debo hacer esa salvedad. Lo que necesitas es que alguien te escuche. Ni siquiera necesitarás un consejo o palabra de aliento, solo que te escuchen. Procura desahogarte con alguien capaz de escucharte, con alguien que no te juzgue, con quien te sientas a salvo. Solo eso necesitarás.

Fíjate metas:

Si cargas a cuestas con un fallo de tu pasado, y, te cuesta dejarlo atrás entonces fíjate metas por cumplir como una forma de librarte de eso que ya pasó. Sé valiente. Debes seguir adelante. No te cierres a lograr otras cosas.

Si te fijas un objetivo por cumplir, una nueva meta a alcanzar y te comprometes a alcanzarla, tendrás algo importante en lo que enfocar tu atención y podrás alejarla de todos esos pensamientos que te regresan a tu pasado y te hacen sufrir.

Usa cualquier aprendizaje de tu fallo pasado, para hacerlo mejor con tu siguiente meta, sé constante, lucha por ella, hasta lograrla...

Piensa en Thomas Edisom, el inventor de la bombilla incandescente, al que le tomó 999 intentos inventar la bombilla funcional. Él no lo haría logrado de haberse rendido. Es lo que tú debes hacer.

Por supuesto has de proponerte una meta alcanzable (No pequeña, pero sí alcanzable), y que se trate de algo que verdaderamente quieras lograr, que se trate de tu pasión, de tus sueños, porque, en perseguir metas que verdaderamente deseamos alcanzar se halla la motivación más poderosa.

Experimenta, crea nuevos recuerdos:

Crea recuerdos positivos de situaciones negativas que hayas vivido y que te cuesta dejar atrás. Date la oportunidad de crear en tu presente, mejores recuerdos, lo que te ayudará a superar el pasado. Por ejemplo, supongamos que tienes un terrible recuerdo de una situación que te pasó en un gimnasio. Prueba inscribirte en otro gimnasio, asistir en compañía de familiares o amigos... Demuéstrate que la situación que viviste no tiene porqué repetirse, y si se repite, seguro dispondrás de otras herramientas para afrontarlo, pero, muy probablemente no volverá a pasar lo mismo.

Atrévete.

¿CÓMO TRANSFORMAR UN PENSAMIENTO EN REALIDAD?

Tus pensamientos pueden afectar tu realidad, no hay duda...

Pensar que no puedes hacer algo te impulsará a no intentarlo, entonces eso afectará tu realidad porque, quizás si lo intentabas, lo lograbas, y, se abría a ti una oportunidad, pero, no intentarlo te habrá cerrado esas puertas.

Pensar que eres bueno socializando te hará socializar sin menos miedo, sin limitarte, y entonces, socializarás bien, o más efectivamente, pero, si intentas socializar pensando desde un principio que se te dará mal, el miedo te limitará y difícilmente puedas hacerlo bien.

Supongamos que estás convencido de que eres pésimo/a en matemáticas. Te sorprendería lo mucho que eso cambiaría si tan solo te convencieras de que sí puedes lidiar con los números.

Convencido/a de que no puedes ni multiplicar. Habrá resistencia por parte de tu cerebro a que aprendas matemáticas porque sentirás rechazo apenas veas números, emociones negativas y dudas te embargarán, pero, solo convencerte de que puedes mejorar en matemáticas derribaría los muros de tus propias creencias, y, podrías comenzar a entender.

Existe el llamado efecto placebo. Hay pacientes que presentan síntomas de enfermedades que en realidad no tienen, pero, se han convencido de que las tienen. Para esos casos un placebo ha demostrado ser verdaderamente efectivo.

¿Qué es un placebo?

Un elemento que la persona se convence que puede curarle. Por ejemplo, una pastilla de azúcar.

Una pastilla de azúcar no tiene ni un solo componente capaz de mermar el dolor, pero, una persona adolorida podría sentir menos dolor si consume el placebo pensando que se trata de un poderoso medicamento.

El placebo es avalado por la ciencia, que ha demostrado su poder una y otra y otra vez.

Entonces, tus creencias tienen poder.

¿Cómo favorecerte de ellas o de tus pensamientos?

Las técnicas más poderosas son la meditación y, la visualización.

Por un lado la meditación te ayuda a concentrarte en tu momento presente. Algo que favorece la técnica de la visualización que, nunca podrías llevar a cabo sumido/a en el miedo, en la negatividad, en pensamientos rumiantes... Por otro lado, la visualización es una técnica que puede condicionar tu mente, convencerla de cualquier cosa. Ya lo he mencionado antes: TU MENTE NO SEPARA LO REAL DE LO QUE IMAGINAS. Por eso lo que imagines lo sentirás real y, si eres constante entonces convencerás a tu mente de lo que te convenga en pro de lograr lo que te propongas: Mejorar tu autoestima, vencer un miedo, adquirir más confianza.

Imaginando con ayuda de la técnica de la visualización tu día ideal, iniciarás ese día convencido/a de que tendrás un día excelente, entonces, tu día lo iniciarás y desarrollarás con la mejor de las actitudes, que, colaborará con que tengas un día excelente.

Colmado/a de bienestar, convencido/a de que todo irá bien, difícilmente te dejes llevar por emociones negativas de ningún tipo y así verdaderamente tendrás un día excelente.

Si te imaginaras socializando tranquilamente en un evento, podrías convencer a tu mente de que se te dará bien socializar y así, a la hora de hacerlo, te sentirás más tranquilo/a, más espontáneo o espontánea, no te limitarás por el miedo, y, podrás socializar con normalidad...

La visualización y la meditación son necesarias en todo proceso transformador. En el apartado de los ejercicios explicaré a detalle cómo llevar a cabo ambas técnicas. Sigue leyendo.

Reconecta contigo mismo y permítete vivir en paz (Meditación)

Los efectos de la meditación han sido ampliamente probados por la ciencia y por eso se trata de una técnica cuyos efectos con aval científico, la hacen indispensable dentro de cualquier proceso transformador y, dotador de bienestar.

La meditación y el bienestar podrían ser hasta sinónimos.

Espera de la meditación:

☐ Menos estrés y ansiedad

☐ Más felicidad

☐   Más autoestima y confianza en ti.

¿Conoces el nombre Mattieu Ricard?

Pues, se le adjudicó el título del hombre más feliz del mundo.

Científicos de la Universidad de Wisconsin, EE.UU, estudiaron las características del cerebro de Mattieu, quien fue asesor personal del Dalái Lama, un monje budista francés y doctor en biología molecular, hoy en día ampliamente reconocido por los resultados de la investigación a la que aludo.

Resultó que, el cerebro de Mattieu sobrepasó las expectativas medibles que los científicos estaban usando para analizar el nivel de alegría y bienestar del monje. Él mismo aseguró que su secreto tenía que ver con la meditación así que, analizaron las características de su cerebro cuando meditaba y, descubrieron que en su corteza cerebral pre-frontal izquierda se desarrollaba una actividad por encima de lo normal cuando lo hacía. Y, lo que eso indicó a los estudiosos es que, mientras meditaba Mattieu en su cerebro había una mayor predisposición a las emociones positivas en general.

Precisamente se conoce que meditar reduce los niveles de cortisol en el organismo, por lo que trae una poderosísima sensación de paz que puede combatir cualquier angustia o miedo, que puede liberarnos de la tensión de cualquier preocupación... Pero, además, meditar te ayuda a conectar contigo mismo, porque, mientras meditas puedes enfocarte en tu mundo interior y así analizarlo.

Mientras meditas pueden venir a tu mente pensamientos que te ayuden a descubrir miedos o debilidades por combatir y erradicar, pueden sobrevenir en tu cuerpo emociones presentes en ti que, de otro modo quizás no notarías, pero, meditando podrás notarlas y entenderlas.

Meditar te ayudará a trabajar en tu autoestima y autoconfianza, ayudándote a entenderte, para que puedas trabajar en lo que está mal, y, alejando de ti toda negatividad trayéndote paz mental y haciendo de tu mente, un lugar predispuesto a las emociones positivas y no a lo negativo.

Haz de la meditación un hábito en tu vida y contribuirá a que tu autoestima y autoconfianza sean inquebrantables, no te dejará sumirte en la negatividad.

Práctica la meditación de forma constante. Personalmente medito varias veces a la semana y puedo asegurar por experiencia que se trata de una técnica poderosa de salud mental.

En el apartado de los ejercicios explicaré los pasos para una meditación poderosa.

Cuida de ti (Cuerpo y mente)

Para finalizar con el contenido de este escrito, antes de recomendarte un proceso de 21 días para tu cambio transformador considero necesaria una última recomendación.

Tu autoestima mejorará y se mantendrá inquebrantable, así como tu autoconfianza en la medida en que CUIDES DE TU MENTE Y CUERPO, así que CUIDA DE TI. SIEMPRE, NUNCA DEJES PARA DESPUÉS TUS NECESIDADES, TU SALUD FÍSICA Y MENTAL...

La mente y el cuerpo están conectados. Por eso nuestras emociones pueden afectarnos físicamente ¿O cómo explicas que hay personas que han muerto de un ataque al corazón después de recibir una noticia dolorosa, o, tras un arranque de rabia? ¿O ese dolor de cabeza que sobreviene cuando algo nos estresa o preocupa demasiado?

Importantísimo por eso es cuidar de lo uno y de lo otro porque tu cuerpo no estará bien si tu mente no lo está y viceversa.

Cuidar de ti debe ser un hábito a desarrollar, dedicarte tiempo debe ser parte de tu rutina diaria.

Hay muchísimas maneras en las que puedes cuidar de tu salud física y mental: El ejercicio, risoterapia, jardinería, pintar o cualquier actividad que te relaje, cuidar de tu aspecto físico, darte prioridad cuando lo necesites, pasar tiempo a solas si lo necesitas...

¿POR QUÉ 21 DÍAS?

Desde los años 50 se tiene conocimiento de que 21 días son suficientes para un cambio. En esa época un cirujano plástico estadounidense llamado Maxwell Maltz, propuso su teoría basándose en el descubrimiento de que un paciente al que le había hecho una reconstrucción facial necesitó 21 días para adaptarse a su nuevo rostro. Entonces empezó a observar a más pacientes y notó que se repetía el patrón de 21 días.

Hasta probarlo él en él mismo y convencerse de que había razón en su teoría. De que, el cerebro asimila los cambios gradualmente y que, para culminar de asimilarlos bastan 21 días siempre y cuando uno repita el mismo gesto o rutina, encaminándose hacia esa asimilación, induciendo al cerebro a aceptar un nuevo hábito, a almacenarlo...

Épocas posteriores el filósofo y psicólogo William James publicó un ensayo que se tituló "Principios de la psicología", y, hablaba, entre otros temas de la plasticidad cerebral, la capacidad del cerebro para aprender y adaptarse a cambios según su interacción o experiencias con el medio. En dicho ensayo hizo referencia también al proceso de crear un hábito, especificando que sus estudios le habían hecho darse cuenta de que 21 días de repetición constante de una conducta eran suficientes para acostumbrarse y crear un hábito.

Desde entonces numerosos estudios avalan que 21 días son suficientes para un cambio, por supuesto siempre y cuando la persona sea constante y comprometida en esos 21 días, porque, se necesita disciplina, no postergar, trabajar en el hábito o el cambio que se desea alcanzar.

También hay teorías que rechazan los 21 días para un cambio y señalan que se necesitan muchos más días. Sin embargo, por experiencia, de lo que he observado también en mis pacientes, y, de experiencias propias desarrollando mejores hábitos y conductas, me he convencido de que el mínimo de 21 días sí es posible. Aunque el número de días puede variar si el compromiso no es fuerte, y, la persona sucumbe a alguna tentación o procrastina en los ejercicios o acciones que debe realizar para procurar su cambio.

Creo que te has comprometido lo suficiente con tu cambio si has leído hasta aquí así que, a continuación te presentaré 21 días de ejercicios, que, si llevas a cabo con constancia te ayudarán a desarrollar esa autoestima y autoconfianza inquebrantables que anhelas en poco tiempo:

21 DÍAS DE EJERCICIOS

E stás listo/a para encaminarte a tu cambio? Los siguientes serán ejercicios que te ayudarán a aumentar tu autoestima y autoconfianza en 21 días, no obstante, para que esa autoestima y autoconfianza se vuelvan inquebrantables recomiendo que nunca dejes de realizar ejercicios como estos, que potenciar tu autoestima y autoconfianza se convierta en un hábito eterno en tu vida.

Recomiendo además que adquieras una libreta que puedas dividir en varias secciones, o, si lo prefieres varias libretas porque muchos de los ejercicios supondrán, escribir o llevar un registro.

.- Día 1:

Mañana:

Diálogo positivo:

Inicia tu día hablándote bien de ti mismo/a y potenciando con ello tu autoestima. Después de levantarte, mírate al espejo y dí frases como las siguientes:

.- "Me amo"

.- "Soy increíble"

.- "Soy maravilloso/a tal cual soy"

.- "Soy capaz"

.- "Hoy haré bien todo cuánto haga"

.- Soy digno/a y merecedor de amor.

Noche:

Poniendo en práctica la gratitud:

No necesariamente antes de ir a dormir, pero, en un momento en el que no tengas ya responsabilidades de las qué preocuparte disponte a elaborar un listado de gratitud. Reflexiona sobre todo aquello que te ha hecho experimentar gratitud a lo largo de tu vida y, sobre lo que sientes gratitud en tu presente: Tu familia, tus mascotas, tener un techo en el cuál dormir, sábanas limpias en las que acostarte, haber conocido a X persona. Puede tratarse de cualquier cosa, grande o pequeña, siempre y cuando sientas gratitud por ello, puedes añadirlo a tu lista.

Léela una vez que la hayas terminado.

.- Día 2:

Mañana:

Iniciando el día de forma positiva gracias al poder de la gratitud:

Inicia tu día dando las gracias por ese nuevo día, por la oportunidad de vivir un día más, por la oportunidad de seguir disfrutando tu existencia. A continuación, hazte con el listado de gratitud que elaboraste la noche anterior y léelo, no importa si mentalmente o en voz alta, lo importante será que seas plenamente consciente desde el inicio de tu día, de todo cuanto tienes qué agradecer, imprégnate de las emociones positivas que esta acción consigo traerá.

Tarde/noche:

Conociéndote un poco más:

Cuando dispongas de un poco de tu tiempo para sentarte a reflexionar sin interrupciones (De hecho, recomiendo que mermes distractores en el momento en que te dispongas a realizar este o cualquiera de los ejercicios de este apartado: Apaga o pon en silencio tu celular, pide a tus personas cercanas que te den unos minutos, lo que necesites...) proponte elaborar un listado de tus cualidades y, debilidades, o lo que es lo mismo, de tus virtudes y defectos.

Escribe al menos 3 virtudes y 3 defectos.

No dejes que tu baja autoestima te engañe haciéndote creer que no tienes virtudes, todos las tenemos y allí están, identifícalas.

Para ayudarte a identificarlas piensa en las cosas que normalmente se te da bien hacer, en las cosas por las que la gente te halaga normalmente, en las razones por las cuales has logrado algunas metas propuestas o sencillamente en lo que te gusta de ti.

Recomendé al menos 3 virtudes y 3 defectos, pero, puedes escribir cuántos logres identificar.

Para tus defectos no te hago ninguna recomendación a la hora de identificarlos pues, normalmente los tenemos más presentes que nuestras virtudes.

.- Día 3:

Mañana:

Proyecta un excelente día y potencia tu nivel de confianza con la técnica de la visualización:

Ponte cómodo/a, ya sea acostado/a o sentado/a, cierra los ojos y comienza a controlar tu respiración. Inhala por la nariz, cuenta hasta 5 mentalmente, exhala por la boca y repite.

¿Cuántas repeticiones? Las que sean necesarias para que tu mente esté en calma.

Cuando consideres que te has relajado lo suficiente usa tu imaginación y, recrea con tu mente tu día ideal. Lo que imagines dependerá de lo que tengas planeado hacer en tu día. Supongamos que tienes un examen, imagínate respondiendo todas las preguntas con confianza, siendo halagado/a por tu profesor al finalizar, obteniendo la más alta de las calificaciones... Supongamos que tienes una conferencia en tu trabajo, entonces imagínate dando los mejores argumentos de forma fluida, siendo aplaudido/a al final de la conferencia, supongamos que tienes que asistir a un evento social, imagínate o visualízate socializando maravillosamente, haciendo nuevos amigos...

Visualiza el mejor de los escenarios para tu día.

Cuando te dispongas a finalizar el ejercicio vuelve a concentrarte en tu respiración y abre luego los ojos.

Estarás ya preparado/a para un día excelente, con la mejor de las actitudes.

Importante es que no seas interrumpido/a mientras realizas este ejercicio. No te olvides de mermar distractores antes de empezar.

En el transcurso del día:

Pregunta a personas cercanas, a las que les tengas confianza y que te respeten, sobre tus cualidades y defectos:

Como forma de complementar el ejercicio de autoconocimiento que comenzaste el día anterior, en el transcurso del día pídele a personas cercanas que te conozcan mucho, que te hablen o comenten sobre lo que ellos consideran, son tus virtudes y defectos.

A veces los demás son capaces de ver en nosotros lo que ignoramos y por eso esta es otra forma de adquirir autoconocimiento valioso.

Noche:

Reflexiona cómo puedes potenciar tus cualidades y, trabajar en mejorar tus defectos:

Con el conocimiento de tus cualidades y defectos plantéate qué puedes hacer para seguir potenciando esas cualidades que te definen, o, para mejorar tus defectos y crecer como persona.

Escribe una lluvia de ideas respecto a cada cualidad o defecto que tengas.

Supongamos que uno de tus defectos es procrastinar, dejar para después o para última hora tus responsabilidades. Entonces, formas de mejorar ese defecto podrían ser:

.- Planificar tu tiempo para realizar X actividad que has estado postergando

.- Empezar al día siguiente de una vez por todas, con esa tarea que habías estado postergando. Dedicarle 15 minutos diarios hasta culminarla.

.- Inscribirte en ese curso que has estado dejando para después...

O, supongamos que quieres mejorar tus habilidades sociales, entonces, una lluvia de ideas para hacerlo podría ser:

.- Asistir a X evento social

.- Hablar con un desconocido

.- Llamar a X persona...

Todo dependerá de cuáles cualidades quieres potenciar y, cuales defectos mejorar.

Al finalizar dale prioridad a una cualidad o un defecto de tu preferencia que será el que trabajarás primero.

.- Día 4:

Mañana:

Empieza tu día expresando gratitud:

Antes de dedicarte a realizar cualquier actividad que tenías planeada, escribe un mensaje de gratitud a una persona respecto a la cual sientas gran agradecimiento por ser un pilar en tu vida, por cómo te hace sentir, por haberte hecho X favor o haberte enseñado algo... No tiene que ser un mensaje muy largo, con expresar tu gratitud, funcionará para colmarte de emociones positivas desde el inicio de tu día.

A lo largo del día:

Pon en práctica alguna de las actividades que ideaste para potenciar alguna de tus virtudes, o, trabajar en mejorar uno de tus defectos.

Noche:

La cajita de premios:

Tómate un tiempo antes de ir a dormir para elaborar un listado de actividades destinadas al mero hecho de complacerte y cuidar de ti. Puede tratarse de cualquier cosa: Un baño de burbujas, un masaje relajante, una visita al barbero o a la peluquería, ir a comer helado, ver esa película que habías pospuesto ver, cualquier actividad que para ti represente un gusto.

Deja suficiente espacio entre una actividad u otra porque al finalizar tu listado la idea es que recortes y hagas bolitas con cada actividad y las coloques dentro de una cajita.

Toma al azar una de las bolitas de papel arrugadas y listo: Habrás dado con la actividad de tu gusto con la que te consentirás al día siguiente. Esta cajita la usarás a lo largo de tus semanas para premiarte o, decidir cómo disponer un tiempo para ti, solo porque te lo mereces muchísimo.

.- Día 5:

 Mañana:

 .- Afirmaciones positivas mañaneras:

Inicia tu día cargado/a de emociones positivas con ayuda de las afirmaciones positivas de tu preferencia, como por ejemplo:

"Soy especial"

"Soy increíble"

"Soy maravilloso/a"

"Me acepto"

"Gozo de una autoestima sana"

"Me quiero"

"Me respeto"

Recuerda que afirmar es una forma de convencer a tu cerebro de lo que quieras.

.- A lo largo del día:

Tiempo para ti:

Consiéntete con la actividad que hayas elegido de la cajita de premios que elaboraste el día anterior.

.- Día 6:

Mañana:

nicia el día agradeciendo:

Inicia tu día dando las gracias por ese nuevo día, porque estás con vida, porque tienes la oportunidad de seguir disfrutando de tu existencia, de tus seres queridos, de luchar por tus sueños, porque descansaste bien la noche anterior, porque te sientes saludable, por todo por cuanto sientas agradecimiento en tu mañana.

A continuación, hazte con el listado de gratitud que elaboraste días previos y, léelo. Recuérdate los muchos motivos que tienes para sentir agradecimiento.

A lo largo del día:

Pon en práctica alguna de las actividades que ideaste para potenciar alguna de tus virtudes, o, trabajar en mejorar uno de tus defectos en ejercicios previos.

.- Día 7:

Mañana:

Rétate:

Empieza tu mañana desafiándote a realizar una actividad sencilla que te saque de tu zona de confort, como por ejemplo hablar con un desconocido, ir caminando al trabajo o tomar una ruta distinta, llamar a esa persona con la que tienes mucho tiempo sin hablar... Lo que prefieras... Potencia con esta sencilla acción tu confianza y pon en práctica la neuroplasticidad para combatir la resistencia al cambio en tu mente y vida.

Tarde o Noche:

Registro semanal de tus logros:

A la hora de tu preferencia, siempre y cuando no tengas que hacerlo apresurado/a por alguna actividad que te preocupe dispón unos minutos para reflexionar tus logros de la semana y, escríbelos en una libreta para llevar un registro.

Haber seguido todos los ejercicios que previamente te he recomendado es un gran logro, haber terminado aquello que comenzaste, todo cuenta...

.- Día 8:

Mañana:

Aceptando tu cuerpo:

Mírate al espejo, detalla tu cara, tu cabello, tus brazos, tu cuerpo... Si te es posible realizar este ejercicio frente a un espejo de cuerpo entero, mejor...

Acaricia tu cabello y di en voz alta: "Me acepto", siente tu cabello, decídete aceptarlo como es, es maravilloso como es... Algunas personas no tienen cabello, tú tienes el tuyo, valóralo, ámalo con todas sus características.

Haz un círculo alrededor de tus ojos y di: "Acepto mis ojos, agradezco mis ojos", y agradece de corazón porque te permiten ver, porque te permiten contemplar colores, amaneceres, sonrisas... Algunas personas no pueden ver, tú si, es algo por lo que sentir gratitud.

 Entrelaza tus dedos, mira tus manos, agradece por ellas, dí: "Agradezco mis manos que me permiten hacer todo tipo de labores". Son maravillosas tus manos que te permiten cocinar, escribir, crear... Algunas personas no las tienen, tú sí, agradécelo de corazón.

Y continúa agradeciendo por tu cuerpo entero. Ese que alberga tu alma, que te ayuda a tener una imagen de ti, que te ayuda a proyectar una imagen a los demás...

Eres afortunado/a por tenerlo, siente esa fortuna, experimenta la gratitud. Encamínate con ello un paso más cerca de la aceptación.

Durante el transcurso del día:

Listado de logros:

Dispón de unos minutos de tu día para pensar en tus logros, todo cuanto te has propuesto hacer y has tenido éxito... Desde tus logros más pequeños, hasta los más grandes, desde tu infancia hasta tu presente.

Este ejercicio tendrá un efecto similar al que experimentaste con tu listado de gratitud elaborado en días anteriores, pero, te ayudará a hacerte consciente de lo que eres capaz, será preludio de la potenciación de tu autoconfianza.

.- Día 9:

Durante el transcurso del día:

Aparta a la hora del día de tu preferencia entre 15 a 20 minutos para meditar.

Escoge un lugar tranquilo, tu jardín o tu habitación, por ejemplo. Merma distractores. Apaga el teléfono celular. Te recomiendo que coloques música clásica y un incienso. Haz del ambiente, lo más agradable que puedas.

Entonces ponte cómodo/a. No necesitas adoptar la conocida postura de la meditación, con que estés cómodo/a, bastará.

Cierra los ojos y céntrate en tu respiración. Contrólala. Aspira por la nariz, retén el aire, suelta el aire lentamente por tu boca, sin prisa, con calma... Repite este proceso durante todo el ejercicio, solo céntrate en tu respiración.

Se habla mucho de dejar la mente en blanco durante la meditación, pero lo cierto es que puede resultar imposible. No lo fuerces. Si llega un pensamiento a tu mente solo no lo alientes, vuelve a concentrarte en tu respiración. En ese momento todo tu mundo será inspirar, retener el aire y exhalar. No hay lugar para juzgarte ni ninguna negatividad en esta acción. No te la permitas juzgándote ni frustrándote.

Exhala lentamente una última vez antes de acabar el ejercicio y di en voz alta: Yo me amo y me merezco mi amor.

Si nunca has meditado estoy seguro de que la paz que te traerá te inspirará a hacerlo más seguido.

Ten a la mano donde escribir cuando termines de meditar para que puedas anotar cualquier pensamiento que haya llegado a ti mientras meditabas. Esto te puede ayudar a entender tus emociones o a descubrir si hay pensamientos negativos recurrentes en tu mente que te convendrá dejar ir, transformar...

.- Día 10:

Mañana:

Empieza tu día leyendo la lista de logros que has elaborado previamente, deja que el recuerdo de cuánto has logrado te impregne de buena actitud. Apláudete y valórate, el solo hecho de ya no estar donde empezaste es todo un logro para ti. ¡Sigue así!

Noche:

Dispón de unos minutos antes de ir a dormir para reflexionar sobre lo que te sucedió en tu día, cómo te sentiste con las distintas situaciones que viviste, y, cómo reaccionaste a ellas. Empieza con este ejercicio a procurar entender mejor tus emociones. Lleva un registro, anota, para que después puedas analizar con más precisión cada situación y emoción.

.- Día 11:

Mañana:

Empieza el día agradeciendo:

Lee tu lista de gratitud o sencillamente, da las gracias por un nuevo día y por todo lo que te espera durante el mismo en voz alta, acompaña este ejercicio con la visualización, imagina que todo va a salirte tan bien como lo mereces.

Durante el transcurso del día:

Descubriendo lo que le da sentido a tu vida, y, planteándote una meta a seguir:

Dispón de unos minutos de tu tiempo para analizar lo que estás haciendo con tu vida.

Para responderte ¿Cuáles son las metas u objetivos que estoy persiguiendo? Y si esas metas u objetivos te están llevando al futuro que quieres para ti, a tu vida soñada...

Si no tienes metas u objetivos será momento de planteártelos. En el caso de que estés persiguiendo metas concretas evalúa si se trata de algo que en verdad quieres, y, que no estás siguiendo ese objetivo para complacer a nadie.

Lo ideal, lo que te conviene, lo que favorecerá tu autoestima y autoconfianza es que tus metas importantes, tu meta de vida, se relacione con algo que verdaderamente amarías lograr.

Tómate un tiempo para reflexionar sobre todo esto. La idea es que al terminar el ejercicio puedas fijarte una meta de vida que perseguir, un rumbo a seguir...

Noche:

Dispón de unos minutos antes de ir a dormir para reflexionar sobre lo que te sucedió en tu día, cómo te sentiste con las distintas situaciones que viviste, y, cómo reaccionaste a ellas. Empieza con este ejercicio a procurar entender mejor tus emociones. Lleva un registro, anota.

.- Día 12:

Mañana:

Visualiza tu día ideal antes de levantarte:

Proyéctate hacia un día excelente en tu imaginación, y, tendrás un día excelente con bastante probabilidad, gracias a la actitud positiva que este ejercicio te ayudará a tener a lo largo de tu día. Si en algún momento llega a tu mente un pensamiento negativo, reemplázalo con uno positivo, no permitas que la negatividad se apodere de ti, eres tu quien tiene el control.

En el transcurso del día:

Planificando cómo alcanzar tu meta de vida:

Idea cómo podrías alcanzar tu meta de vida. Lee, investiga, pide la opinión de tus personas cercanas... No podrás planificarte en un par de horas, te tomará más tiempo probablemente, pero, el solo realizar este ejercicio y, saber que estás haciendo algo por alcanzar lo que quieres, tan siquiera empezando con planificarte, te ayudará a sentirte muy bien y orgulloso/a de ti.

Noche:

Noche de reflexión:

Dispón de unos minutos antes de ir a dormir para reflexionar sobre lo que te sucedió en tu día, cómo te sentiste con las distintas situaciones que viviste, y, cómo reaccionaste a ellas. Empieza con este ejercicio a procurar entender mejor tus emociones. Lleva un registro, anota.

.- Día 13:

Mañana:

Recuérdate tus logros:

Empieza tu día leyendo la lista de logros que elaboraste días anteriores. Empieza el día de esta forma, potenciando tu autoestima y autoconfianza. Reconoce tus avances, si es posible escríbelos para hacerlos mas notorios, y cuando sea necesario vuélvelos a leer.

Durante el transcurso del día:

Entendiendo tus emociones:

En distintas horas del día detén tus actividades para centrarte en lo que estés sintiendo. Trata de descubrir con ayuda de este ejercicio, cuáles son las emociones que más experimentas durante el día, y, si se trata de emociones negativas será momento de planificarte cómo gestionarlas. Trata de llegar a la raíz de estas emociones y así poder tratarlas.

.- Día 14:

Mañana:

Diálogo positivo:

Mírate al espejo mientras te repites cosas positivas sobre tu persona, cualidades, halaga tu cuerpo... Empieza el día con numerosos halagos que te levanten el ánimo. Reconócete como el ser maravilloso que eres, reconoce tus acciones, tus aptitudes, tu valor.

Tarde o Noche:

Registro semanal de tus logros:

Reflexiona sobre tus logros semanales y lleva un registro de ello. Anótalos. Revísalos cada vez que sientas que es necesario, evalúa como va tu proceso, piensa que podrías mejorar para alcanzar tus objetivos.

.- Día 15:

Mañana:

Aplica la técnica de la visualización:

Visualiza tu día ideal antes de levantarte. Concéntrate en imaginar las mejores situaciones que podrían sucederte en tu día, a ti, viviendo tu día con la mejor de las actitudes. Iniciarás tu día entonces, con gran bienestar gracias a ello.

Durante el transcurso del día:

Pon en práctica alguna de las actividades que ideaste días previos para potenciar alguna de tus virtudes, o, trabajar en mejorar uno de tus defectos.

.- Día 16:

Mañana:

La risoterapia:

Inicia tu día con humor. Elige la actividad que desees: Leer chistes, ver videos graciosos por internet, llamar a esa amiga extra espontánea que siempre te hace reír o invitarle un café. Todo vale mientras te saque una sonrisa.

En el transcurso del día:

Rétate:

Proponte realizar cualquier actividad que te saque de tu zona de confort, hablar con un desconocido, asistir a X evento o a X lugar, busca la receta de un platillo que jamás hayas cocinado y prepáralo. Lo que quieras, siempre y cuando se trate de algo nuevo que te ayude a combatir la resistencia al cambio en tu mente y vida.

Noche:

Afirmaciones positivas:

Culmina tu día repitiéndote frases positivas, halagándote, potenciando tu autoestima y autoconfianza:

"Yo soy maravilloso/a"

"Yo soy importante"

"Me merezco todo lo bueno"

"Soy una persona muy capaz"

Usa las afirmaciones que desees.

.- Día 17:

En el transcurso del día:

Consiéntete:

Hazte con la cajita de premios que elaboraste días previos, y, saca un papelito de la misma. Lee la actividad que te tocó. Esa será la actividad con la que deberás consentirte este día. CUIDA DE TI.

.- Día 18:

Mañana:

Potenciando tu autoaceptación:

Mírate al espejo y háblate bien de tu cuerpo, de tu cabello, de tus ojos, de tu piel.

Di en voz alta: "Me gusta mucho como me veo", "Me gusto mucho", "Soy bien parecido/a", "Me gustan mis manos" y así, con el resto de tu cuerpo.

En el transcurso del día:

Disponte a liberarte del peso del rencor:

Usa una almohada en representación de esa persona que te ha hecho daño y que no has podido perdonar. Entonces desahógate, háblale del daño que te hizo, de lo injusto, de todo cuanto necesites como si estuviese allí frente a ti. Y, al final del ejercicio decide perdonar de corazón. Pronuncia las palabras, te perdono. Te sentirás mucho mejor y vivirás mejor tu vida, libre de ese odio, de esa negatividad.

Noche:

La lista de logros:

Lee el listado de tus logros que has elaborado en días previos. Ve a dormir recordándote lo capaz que eres.

.- Día 19:

Mañana:

La gratitud:

Inicia el día agradeciendo por tu nuevo despertar, y luego, da las gracias por todo por cuanto sientas gratitud de tener en tu vida. Tu familia, tu trabajo, tu casa, tu mascota, tus amigos…

A cualquier hora del día:

Prepárate para una relajante sesión de meditación. Sigue las recomendaciones que planteé en líneas previas.

Noche:

Risoterapia:

Ve a dormir con buen humor. Elige una actividad que te haga reír antes de ir a la cama. Puede tratarse de cualquier cosa, lo importante es que sea algo que logre este estimulo en ti y te recargue de toda la energía que necesitas.

.- Día 20:

A cualquier hora del día:

Consiéntete: Hazte con la cajita de premios que elaboraste días previos, y, saca un papelito de la misma. Lee la actividad que te tocó. Esa será la actividad con la que deberás consentirte este día. Disfruta.

.- Día 21:

A cualquier hora del día:

Otórgate tu perdón, deja atrás el pasado:

Disponte a escribir una carta dirigida a tu versión anterior, a tu yo del pasado... Sí, a ese que se equivocó aquella vez, a ese que no tomó la mejor decisión tiempo atrás, a ese que lastimó a otra persona, a ese que se decepcionó a sí mismo. A ese que ya no forma parte de tu presente.

Libérate de todo lo que forme parte de tu pasado y te atormente, de la culpa, del miedo de la decepción... Escribe esta carta desahogándote, habla de tus sentimientos, y, perdónate con las propias palabras de la carta. Sé compasivo/a contigo, háblate de entendimiento y, perdónate de corazón.

Es todo lo que te hará falta para seguir avanzando hacia esa autoestima y confianza inquebrantables que te mereces.

Tarde o Noche:

Registro semanal de tus logros:

Reflexiona sobre tus logros semanales y lleva un registro de ello. Anótalos.

Si quieres dejar tu opinión y obtener un bonus, abre este
QR Code o entra directamente en este enlace:

WWW.FABIANGARCIAINFO.COM

Sígueme en Instagram/tik tok

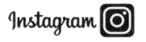

Fabian Garcia (@fabiangarcia)

Gracias......